"十二五"江苏省高等学校重点教材（编号：2013-2-053）

U0322147

医学检验技术实验系列教程

医学检验
通用技术

丛书主编　邵启祥　许文荣

丛书副主编　鞠少卿　朱雪明　马　萍

丛书主审　郑铁生　柴顺根　周天戟

本书编委会

主　编　朱　伟　曹兴建

副主编　冯　萍　成　静

编　者　（按姓氏笔画排序）

冯　萍（苏州大学附属第二医院）

成　静（江苏大学医学院）

朱　伟（江苏大学医学院）

朱易华（南通市第一人民医院）

李永金（江苏大学医学院）

杨　勇（苏州大学附属第二医院）

陈　相（南通市第一人民医院）

赵媛媛（江苏大学医学院）

郭　敏（苏州大学附属第二医院）

曹兴建（南通市第一人民医院）

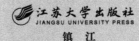

江苏大学出版社
JIANGSU UNIVERSITY PRESS

镇　江

图书在版编目（CIP）数据

医学检验通用技术 / 朱伟，曹兴建主编. — 镇江：
江苏大学出版社，2017.4
ISBN 978-7-81130-884-6

Ⅰ．①医… Ⅱ．①朱… ②曹… Ⅲ．①医学检验—医
学院校—教材 Ⅳ．①R446

中国版本图书馆 CIP 数据核字（2014）第 308985 号

医学检验通用技术

Yixue Jianyan Tongyong Jishu

主　　编/朱　伟　曹兴建
责任编辑/仲　蕙
出版发行/江苏大学出版社
地　　址/江苏省镇江市梦溪园巷 30 号（邮编：212003）
电　　话/0511-84446464（传真）
网　　址/http://press.ujs.edu.cn
排　　版/镇江华翔票证印务有限公司
印　　刷/虎彩印艺股份有限公司
开　　本/787 mm×1 092 mm　1/16
印　　张/10.25
插　　页/4 面
字　　数/262 千字
版　　次/2017 年 4 月第 1 版　2017 年 4 月第 1 次印刷
书　　号/ISBN 978-7-81130-884-6
定　　价/35.00 元

如有印装质量问题请与本社营销部联系（电话：0511-84440882）

序　言

　　医学检验技术专业的培养目标是培养牢固掌握基础医学和医学检验基本理论知识、基本技能和技术,熟悉临床医学知识,适应社会主义市场经济和社会发展要求的,具有一定创业意识和创新能力的医学检验及医学研究的复合人才。2012年教育部调整了普通高等学校本科专业的设置,将五年制授医学学位的医学检验专业更改成四年制授理学学位的医学检验技术专业,更加突出了对检验技术相关知识的要求。临床检验诊断学是临床医学的重要组成部分,近年来随着生命科学和相关科学的不断发展,临床检验诊断学和相关技术也得到了飞速发展,因此对医学检验教育也提出了更高的要求。实验教学是医学检验技术专业教学的重要组成部分。

　　江苏大学是国内最早开设医学检验本科专业的五所高校之一,在40余年的医学检验教学工作中,针对医学检验人才培养过程中存在的问题,学校一代代医学检验人倾注了毕生的精力,积累了丰富的教学经验,形成了以优质师资队伍、精品课程和特色教材为一体化的多维教学体系;构建了以新生研讨—本、硕、博联动—教学法改革—国际化培养为基础,推动全局、想象、求异和批判的多元思维模式体系;以实验教学示范中心、省重点实验室和优势学科一体化建设促进教学资源的共享,提升学生实践创新能力,先后荣获多项江苏省教学成果奖。在医学检验技术实验教学改革中,构建了通用技术、课程内验证性实验、课程内综合性实验和专业设计性与创新性实验四位一体的模块化体系。在此基础上,为了使我们的教学成果能更好地服务和辐射省内医学检验技术教学,我们申请并获批了"2013年度江苏省高等学校重点教材建设项目",并联合了我省南通大学、苏州大学、徐州医学院和扬州大学等高校,编写了"医学检验技术实验系列教程"。本教程共分13个分册,覆盖了医学检验技术所有专业课程的实验教学内容。从体例方面充分体现了我们的实验教学改革成果,设置了医学检验通用技术分册和专业课分册。在各个专业课程的实验课程中包含了验证性实验和综合性、设计性实验,最后还设置了医学检验技术专业综合性实验分册和临床案例实验诊断分析分册。通过这个系列教程的教学,学生能在早期较为系统地掌握医学检验专业通用技术,并能将这些技术应用于课程内实验教学。在全面掌握了各个专业课程的技术以后,我们希望经过专业综合性实验训练和临床诊断案例分析,使学生对临床疾病的复杂性有较为全面的整体性认识,以提高临床适应能力,为随后开展临床实践奠定良好的基础。

本教程是教学改革的一次初步尝试,在体例、内容安排上不一定能完全适应现代医学检验教学改革和人才培养的需求,还需要不断完善。希望各位专家、教师、检验界同行和同学在使用本教程过程中多提宝贵意见,以便我们进一步提高教程的质量,为广大师生提供优质的实验教学用书,共享我们教学改革的成果。

在此特别感谢 BD 公司对本系列教程出版的大力支持。

邵启祥　许文荣

2016.11.18 于江苏大学医学院

前　言

　　本教材是《医学检验技术实验系列教程》之一，书中内容均是医学检验专业课程通用的基础实验技术，主要包括实验室安全防护、离心及电泳分析技术、显微镜使用、细胞计数、各种染色技术、微生物及免疫学检验技术、常用动物实验技术和细胞培养技术。通过"医学检验通用技术"课程的学习能使学生在早期较为系统地掌握医学检验专业通用技术，并能将这些技术应用于课程内实验教学、专业综合性实验训练和临床诊断案例分析中，为随后开展临床实践奠定良好的基础。

　　本教材主要适用于高等医学院校医学检验专业本科教学，同时也能为从事检验医学的相关专业人员提供参考。

　　本教材是实验教学改革中的初步尝试，对通用技术的认识和结构安排不一定完全符合实验教学需要，书中难免会有错误与不足之处，谨请使用本教材的师生和临床检验工作者提出宝贵意见，以便进一步修订和完善。

朱　伟　曹兴建

2016 年 11 月

目　录

第一章　医学实验室守则及实验室安全

第一节　概　况

医学实验室(medical laboratory)是对采集自人体或动物的各种标本进行微生物学、免疫学、生物化学、分子生物学、血液免疫学、生物物理学、血液学、体液学、细胞学和遗传学等方面的检验与研究,为基础与临床研究提供医学检验诊断与科研服务的实验室。我国的医学实验室主要分布在医院和诊所、采供血机构、疾病预防控制中心、检验检疫部门、医学院校、第三方独立检验或体检中心等。在医院,临床实验室习惯被称为检验科,是主要通过对人体标本进行检测,报告检测结果,对患者进行疾病诊断,对治疗前后或目标人群的健康状况进行评估,并提供结果解释和咨询服务的部门。临床实验室一般按专业性质划分为以下部门:临床体液实验室、临床血液实验室、临床化学实验室、临床免疫实验室、临床微生物实验室、细胞学实验室和分子诊断学实验室等,按工作区域又可分为病房检验室、门诊检验室和急诊检验室。

医学实验室的建设必须符合现代医疗和保健的需求,是现代化医院建设的重要组成部分,也是一个复杂的系统工程,要总体规划、合理布局,综合考虑水电供应、通风排气、空气净化、环境保护、安全应急、信息系统、仪器设备和试剂标本布局等基础设施条件。医学实验室是为人类的健康服务的,要体现"以人为本"的思想,把安全列为第一要素,按照顺畅、人性化的诊疗和检验流程,综合规划布局设施,优化整合各种资源,科学管理,规范运作,建立面向未来、可持续发展的安全、务实、高效的实验室体系。

实验室安全体系涉及内部布局、设施、仪器设备、试剂标本流程和人员通道等方面,必须进行安全风险评估,建立安全管理组织机构,制定完善的管理制度,明确各级人员职责,加强安全培训演练,严格按照实验室安全手册和标准操作程序执行,实施科学的综合管理,其中人员安全是核心要素。实验室工作人员、进修实习人员、后勤保障人员都要进行必要的全员安全专项培训,包括可能的危害类型、危害处置、个人防护、规范操作、事故处理、应急逃生等。实验室通过培训演练、科学布局、匹配设施、规范操作仪器设备、正确处置危害源等综合措施和安全管理,能最大限度地减少各种危害源对人员、环境的损害,减轻可能造成的危害程度和财产损失,确保实验室安全运转。

第二节 医学实验室主要危害源

医学实验室负责临床检验服务,不可避免地会接触各种危害源,主要有生物危害源、化学危害源和物理危害源。

一、生物危害源

生物危害源是对人和动物有危害或潜在危害的传染源,主要指来自患者标本的病原微生物或其他生物因子,如细菌、真菌、病毒、支原体、衣原体、立克次氏体、螺旋体、放线菌、寄生虫和传染媒介生物等。感染性标本、培养物、污染物和含有感染因子的气溶胶是最主要的生物危害存在形式,可通过皮肤黏膜接触及伤口、呼吸道和消化道等途径摄入或吸入,造成人员感染。所谓气溶胶,即悬浮于气体介质中粒径一般为 $0.01 \sim 10\mu m$ 的固体或液体微小粒子所形成的胶溶状态分散体系,实验室中标本离心、移取、操作和开盖时都可产生气溶胶。生物危害防护不当有可能引起操作人员感染或因感染因子的外泄而导致环境污染和可能的疾病传播流行,故生物危害源是医学实验室重点防范的主要危害源。

二、化学危害源

化学危害源为实验室使用的危险化学品,包括易燃易爆、强酸性、强碱性、有腐蚀性和有毒有害的化学物,可通过不同途径接触到人体,产生不同程度的危害,如造成人员受伤或财产损失。熟悉危险化学品特性,规范操作,科学防范,可有效减少化学危害意外事件的发生。

三、物理危害源

物理危害源主要有火、电、紫外线、噪音、高温或超低温、同位素和电离辐射等。火、电、同位素和电离辐射危害事件虽然发生概率很低,但对人员生命和财产安全威胁较大,后果比较严重。

1. 火灾

火灾发生原因包括超负荷用电、电器线路老化、仪器设备超长时间运转、明火使用不当、易燃易爆物品和化学试剂剧烈反应等。

2. 电危害

电危害包括用电操作不当、漏电或电力异常等引起的触电事故、电器损毁及电触发火灾。

3. 水危害

水溢出可能造成电器短路、设施损害和财物损失,污水、废水外溢还会污染实验室环境。实验室人员需注意用水完毕后一定要关闭水龙头,保持下水管道通畅。污水、废水必须先进行无害化处理再排入污水管网。

4. 电离辐射

同位素和电离辐射能引起被辐射物质电离,高速带电粒子、射线、放射性物质等通过各种辐射方式污染实验室环境,对人体危害较大,而实验室针对此危害的个人防护相对薄弱。

5. 紫外线

紫外线辐射来自紫外灯和某些仪器设备,紫外灯打开时人员必须撤离,仪器设备维修保养能有效防范紫外线泄漏,故一般认为这种危害是可控的。

6. 噪音

仪器设备运转不可避免会产生噪音,对实验人员生理和心理造成一定程度的影响和危害,可通过科学布局、适当分隔、设置消音设施来降低噪音。

7. 高温或超低温

实验室中使用加温装置、液氮和超低温冰箱保存的试剂物品等使用不当,可能导致人员烫伤或冻伤。

实验室危害源种类繁多,实验室人员应根据操作过程中接触的危害源类型做好相应的个人防护,规范操作,减少危害事故的发生。

第三节　医学实验室危害与防护

生物危害是实验室安全防范的主要方面。病原微生物会通过接触、吸入、摄入、损伤、虫媒等途径,或因产生意外污染和环境扩散,造成不同程度的人员感染和疾病传播流行,因此实验室生物安全防护非常重要。实验室生物安全防护是指实验室工作人员所处理的实验对象含有致病的微生物及其毒素时,通过实验室布局设置、建造安全防护设施、使用安全防护设备和个体防护用品、严格遵从标准化的操作程序和规程等综合措施,确保实验室工作人员不受实验对象侵染和周围环境免受污染。我国《人间传染的病原微生物名录》根据病原微生物的传染性、感染后对个体或者群体的危害程度,将病原微生物分为四类:第一类病原微生物是指能够引起人类或者动物非常严重疾病的微生物,以及我国尚未发现或者已经宣布消灭的微生物;第二类病原微生物是指能够引起人类或者动物严重疾病,比较容易直接或者间接在人与人、动物与人、动物与动物间传播的微生物;第三类病原微生物是指能够引起人类或者动物疾病,但一般情况下对人、动物或者环境不构成严重危害,传播风险有限,实验室感染后很少引起严重疾病,并且具备有效治疗和预防措施的微生物;第四类病原微生物是指在通常情况下不会引起人类或者动物疾病的微生物。其中第一、第二类统称高致病性病原微生物,能引起人或动物严重疾病,较易传播。第三类病原微生物也能引起疾病,但危害一般不严重,传播有限,实验室感染后很少引起严重疾病,并且引起的疾病能有效治疗且具有预防措施,是实验室经常接触到的生物类型。

根据国务院颁布的《病原微生物实验室生物安全管理条例》,生物安全实验室(biological safety laboratory,BSL)按所操作的生物因子及采取防护措施的生物安全防护水平分为BSL-1、BSL-2、BSL-3、BSL-4 四级,一级防护水平最低,四级防护水平最高。二级生物安全防护实验室的结构和设施、安全操作规程、安全设备适用于对人或环境具有中等潜在危害的微生物,可以操作第三、第四类病原微生物和少量第二类病原微生物,因此医学实验室至少应按 BSL-2 要求建设。

一、生物安全防护二级实验室的建筑设施要求

依照生物安全防护需要,BSL-2 主要有以下要求:足够的空间和合理分区;每个实验区及其出口处有洗手池,水龙头分为自动感应式、长手柄式或脚踏式;分布合理的应急淋浴和洗眼设施;显著位置配备急救箱和消防设备;充足安全的供水供电系统;设置机械通风系统;安装应急照明系统;配备生物安全柜和超净工作台;配备高压灭菌器等消毒设备;有污物专用通道和应急逃生通道;配备烟雾监测和报警系统等消防设施;可视窗防火门和门禁系统;各种标识、警示、指示牌;清洁卫生设施和生活休息场所等。

图 1-1 所示为生物安全实验室标识,用于标示实验室生物安全水平等级、实验室生物安全责任人、紧急联系方式等。

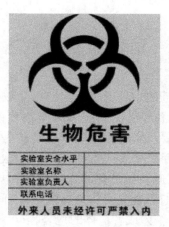

图 1-1　生物安全实验室标识(标志为黑色,背景为黄色)

1. **实验室用水**

实验室用水包括实验用水、生活用水和消防用水。给排水系统管网布置要合理,进水管最好有区域阀门控制,下水管管径应粗、耐腐蚀,满足各种用水和排放需求,方便实验用水制备和废水处理、污水排放。实验室人员要注意节约用水,防止水溢出,特别是防止污水外流对环境和仪器设备设施造成损害。实验室废水要根据成分性质、污染程度进行必要的无害化处理后排入污水管网集中处理。

2. 实验室用电

临床实验室用电有动力电、照明电和弱电。电力系统要采用双回路设计,设置切断电源的总闸和不同电力、实验区域的电源控制,设置电源安全保护,有防雷及接地装置、应急电源系统和移动光源,配备不间断电源,满足仪器设备电压负荷需求。电源布局要合理,留有足够的扩展量,综合优化供电方式、布线、电线负载、插座输出位置、电能输出接入匹配、仪器设备使用功率等,确保用电安全方便。照明系统要使实验室各区域光线充足,不留暗区。

实验室弱电系统主要有网络线路、音频视频线路、电话线路等,是医院智能化系统的重要组成部分,应具有智能现代化的固有特性,满足当前应用,适应未来发展。

3. 实验室通风排气系统

实验过程中常会产生各种难闻、有腐蚀性、易燃易爆或有毒有害气体,故通风排气必不可少。实验室一般以局部排风为主,有通风橱和排气扇等设备,保证各种有害气体和细颗粒物的排放,保障实验人员操作安全和环境免受污染。

4. 实验室工作台

实验室工作台应稳固,使操作人员能舒适安全地工作,台面应耐热、耐酸碱、耐腐蚀、耐污染、耐有机溶剂,防水、易清洁消毒,不易滋生微生物,兼顾具体用途选择适用的类型。组合式、可移动的工作台实用性较强。

5. 实验室布局

医学实验室区域以生物安全为核心,可划分为清洁区、缓冲区、半污染区、污染区,进行一定的分隔,并设置有缓冲地带,各区域有明显标识。微生物检验区还要设置无菌室、真菌室等,特殊检验要划出独立区域,根据检验要求、条件布局建设。整个实验区域还应留有一定的拓展空间,以备发展之需,建有清洁卫生设施和生活休息场所,满足实验人员基本需求。

二、实验室安全防护设备、设施和用品

1. 生物安全柜和超净工作台

生物安全柜是一种负压过滤排风柜,可以保护操作人员、实验材料和实验室内外环境,避免其暴露于可能产生的感染性气溶胶和溅出物中的一种实验室安全防护设备。生物安全柜分为一级、二级、三级,不同类型的生物安全柜的工作原理和防护效果有所不同,医学实验室以二级生物安全柜为主,可有效减少实验室感染、培养物交叉污染和环境污染及感染性因子的外泄。

超净工作台可以送出洁净空气,提供一个洁净的、无尘的实验环境,以保护样本免受污染,确保危险的样品不泄漏到周围环境中;但只能保护实验材料,对操作人员的保护很弱,不适用感染性材料的操作。

2. 通风橱和排气扇

通风橱和排气扇是局部排风设备,可防止有害气体或粉尘在实验室内扩散,对实验室

内环境和工作人员起到安全保护作用。

3．安全防护设施和应急用品

安全防护设施和应急用品主要包括紧急淋浴和洗眼设施、急救箱、应急供电和应急照明系统（包括手提应急灯）、消防设施、消防逃生用品和紧急撤离通道等。这些对保障实验室工作人员和其他人员的生命安全具有重要作用。

三、实验室安全个人防护用具

实验室安全个人防护用具主要有防护服、手套、口罩、防护帽、面罩、护目镜、防护鞋（鞋套）等。

1．防护服

防护服包括工作服、隔离衣、连体衣、围裙等。一般操作穿工作服，隔离衣和连体衣在使用生物安全柜处理感染性标本时穿，防护溢溅物质时可加穿围裙。

2．手套、口罩和防护帽

实验室操作应使用一次性塑料或乳胶手套，戴上防护帽和口罩，操作完成及离开实验室后必须摘除，并将其放入感染性废弃物收集袋。

3．面罩和护目镜

面罩和护目镜用于防止实验过程中可能产生的喷溅物对眼睛和面部的危害。

4．防护鞋

防护鞋应防滑、防渗，特殊的还要防静电。防护鞋套作用相同。

个人防护用具穿戴顺序为：口罩—帽子—防护衣裤—防护眼镜或面罩—鞋套—手套；脱卸顺序为：外层手套—防护眼镜或面罩—隔离衣裤—口罩—帽子—鞋套—内层手套。

随着潜在感染性因素的增多，正确使用防护用品，做好个人防护对减少操作人员感染至关重要。勤洗手是实验室人员必须养成的良好卫生习惯，清洁操作前、脱下手套后、离开实验室前、接触患者前后及进食或吸烟前都应该规范洗手。接触血液、体液或其他污染物时，应立即洗手消毒。个人防护的重要性和必要性相信大家从曾经的 SARS 流行和近期的禽流感防治中都能得到体会，因此必须高度重视个人防护，不能有丝毫马虎。

【附】

七步规范洗手法（步骤②～⑧均至少持续 15s）：

① 取适量洗手液于手心；

② 掌心相对，手指并拢相互揉搓；

③ 掌心相对，双手交叉沿指缝相互揉搓；

④ 手心对手背，沿指缝相互揉搓；

⑤ 弯曲各手指关节，双手相扣进行揉搓；

⑥ 一手握另一手大拇指旋转揉搓，交换进行；

⑦ 一手指尖在另一手掌心旋转揉搓，交换进行；

⑧ 揉搓手腕，交换进行，双手用清水冲洗干净。

四、实验室消毒与灭菌

实验室消毒与灭菌是生物安全防护的另一个重要方面,主要用于环境消毒和感染性物品的无害化处理,要根据感染性物质的特性选择清除污染方式,从根本上解决生物危害。

1. 化学消毒

化学消毒是用化学物质杀灭物体表面病原微生物的方法,实验室最常用。化学消毒剂种类较多,有效浓度、作用时间和机制原理各有不同,应根据情况选用有效适宜的消毒剂种类。常用的消毒剂有75% 乙醇、碘伏、次氯酸钠等。

2. 紫外线消毒

紫外线能通过光照辐射损伤某些微生物的核酸致其死亡,敏感微生物有细菌、真菌、病毒、立克次氏体和支原体等,污染的物体表面、水和空气都可用紫外线消毒,由于紫外线穿透力弱,仅对直接照射区域有消毒效果,并需要一定的持续光照时间,紫外线灯打开时人员必须撤离,避免受到伤害,此法多于实验结束、人员离开后实施消毒。

3. 高压蒸汽灭菌

压力饱和蒸汽灭菌(高压灭菌)是对实验材料进行的最有效、最可靠的灭菌方法。高压灭菌器是实验室必备的生物安全设备,感染性标本和污染物品都要进行高压灭菌处理才能转运出实验室。高压灭菌器应由专项培训过的持证人员操作维护,灭菌时做好个人防护,安全规范操作,防止蒸汽烫伤。

4. 焚烧

焚烧是医疗废弃物处理的一种终末处理方式,应当用专用垃圾袋将医疗废弃物分类归集,运送至国家认可的有资质的固废处理单位进行焚烧处理。

五、化学危害和防护

某些实验试剂存在一定的化学危害,实验室应将危险化学品分类贮存、科学管理,操作人员应熟悉危险品化学性质,了解注意事项,针对易燃易爆、强酸性、强碱性、易腐蚀、有毒化学物采取对应的有效个人防护,做好意外发生的紧急应对准备,规范操作。大多数危害还是可防可控的。

六、用电与消防安全管理

实验室应配备烟雾监测和报警系统、自动喷淋、消防器材、防火门等设施,配备救生应急物品,开辟消防逃生通道,应对可能的火灾发生。电力系统应设置电源总闸门、安全保护和接地装置,定期检查电器电路。实验人员应进行全员培训演练,掌握紧急应对方法,保障自身安全。

七、信息系统安全

随着科学技术的发展和智能化应用的增多,实验室信息系统应用越来越多,保障使用安全非常重要。信息系统安全包括网络安全、系统安全和数据安全,要针对不同使用人群设置相应的使用权限,做好系统维护和备份等工作。

第四节　医疗废弃物处理

废弃物处理是临床实验室安全管理的重要环节,《医疗废物分类目录》将医疗废物分为五类:感染性废物、病理性废物、损伤性废物、药物性废物和化学性废物。五类医疗废物的处理方法不尽相同,应严格分类收集,根据《医疗卫生机构医疗废物管理办法》进行管理。

(1)实验室中的标本、含病原体物品、污染物和使用过的一次性用品都视为感染性废物,操作时必须进行个人防护,如戴手套、穿防护服,混合性感染性废物按危害等级高者处理,病原体培养基、标本、菌种和毒种保存液等应在实验室进行高压蒸汽灭菌或化学消毒后按感染性废物收集处理。要严格区分感染性和非感染性废弃物,分类收集,置于有警示标识的医疗废物专用包装物或容器,锐器物品应置于防穿透专用盒;所有废物包装应防水,封口紧密,经检查无破损渗漏,分类收集好后在规定时间内运送到废弃物处理部门集中销毁处理。实验室中,感染性废弃物应置于黄色垃圾袋中,生活废弃物应置于黑色垃圾袋中,严格区分收集。

(2)化学性废物应交专门机构处置。

第五节　应急事件事故处理

应急事故处理是对已发生意外事件的紧急补救处理,防止危害源对人员、环境的进一步损害。实验室应常备急救物品和器材,实验室人员要按照制定的应急处理程序紧急处置,并汇报给相关部门。

一、感染性溢溅、泼洒泄漏物的处理

实验场所的感染性溢出、迸溅、泄漏、泼洒物应先用纸巾或布覆盖,从外围向中心倾倒0.5%有效氯的次氯酸钠消毒剂覆盖作用30min,再清理入废弃物容器,然后再次对污染区域进行清洁和消毒,污染材料均置于废弃物容器中;外溢于防护服时应小心脱下被污染衣物,进行局部消毒,污染衣物经消毒液浸泡后再经高压灭菌处理;接触到皮肤黏膜后立即用75%乙醇或0.5%碘伏消毒,然后用清水冲洗15min,视情况隔离观察或预防治疗;感染性液

体或微粒溅入眼睛后应立即用洗眼器冲洗 15min,再用生理盐水连续冲洗,视情况隔离观察或预防治疗;污染的其他可弃物应移入废物容器内消毒处理。

二、潜在危害性气体或气溶胶释放的处理

发生危害性气体或气溶胶释放时,可能接触人员应立即屏气撤离,小心脱去防护用具,仔细洗手淋浴;将实验室密闭,由消毒人员穿戴防护用具和呼吸装备喷洒消毒液,用紫外线照射污染区域、空气熏蒸消毒,污染清除后其他人员才能进入。

三、损伤的处理

实验室人员发生刺伤、割伤、擦伤时应脱掉手套,尽量挤出伤口处血液,清水冲洗后用 75% 乙醇或碘伏擦洗消毒,而后就医处理;皮肤黏膜沾染酸、苛性碱或腐蚀剂后,立即用清水持续冲洗沾染部位;溶剂溅入眼睛后应立即用洗眼器持续冲洗,也可进行应急淋浴,再视情况就医处理。

四、摄入危害物的处理

意外摄入危害物较少见,一旦发生,应立即含漱、催吐、洗胃,根据摄入物性质采取相应的预防治疗措施。

五、标本离心意外的处理

感染性或潜在感染性标本离心时溢出,应立即关闭离心机电源,密闭静置 30min,适当个人防护后清理离心机内部件和物品,放入 75% 乙醇内浸泡 24h 后高压灭菌,未破损带盖离心管可放入 75% 乙醇内浸泡 1h 后取出,离心机内腔用 75% 乙醇反复擦拭后用水擦洗并干燥。清理使用材料都按感染性废物处理。

第六节 医学实验室守则

为保障实验顺利进行、实验试剂器材设备的正常使用和实验人员操作安全,维持文明有序的实验秩序,保障实验室高效安全可持续运行,制定本守则。

第一条 实验前学生要认真预习,了解实验目的、原理、试剂与器材、操作方法和注意事项。

第二条 实验人员应遵守实验室各项规章、管理制度和实验操作规程,着长身长袖实验服、穿满口鞋,按时进入实验室就座,不携带与实验无关的物品。

第三条 听从教师的指导安排,认真听讲,仔细观摩示教,实验开始前要检查试剂、器材有无缺漏,明确注意事项和仪器设备规范操作方法,严格按实验方法要求正确操作,细心观察,如实记录。实验过程文明有序,不做与实验无关的事情,实验结束后做好试剂、器材的清理工作,放回原指定位置,实验废弃物放入指定收集容器,仪器设备使用后填写登记册。

第四条 注意实验操作安全和自我防护,安全使用水、电、气及易燃易爆、易腐蚀、有毒化学品,做好感染性生物的安全防护,使用合适的个人防护用品,危险性操作注意自身安全,不危及周围人员,如发生意外或紧急情况应立刻报告教师,进行应急处理。因个人过失造成安全意外事故和人身伤害的,依法承担相关责任。

第五条 爱护公物,不浪费实验材料,不动用与当次实验无关的仪器设备、器材物品,不进入与实验无关的场所,不带离公共物品,因违反操作规程致使实验仪器设备、器材损坏者按规定赔偿。

第六条 自觉保持实验室整洁卫生,值日生要认真履行职责,做好桌面、地面等清洁卫生工作,并协助教师督促同学共同做好试剂器材的清理工作,关闭水、电、气、窗,经指导教师同意后方可离开实验室。

本守则由本实验室管理部门负责解释。

（曹兴建　朱易华）

第二章 离心分析技术

离心分析技术(ultracentrifugal sedimentation)是利用旋转物体产生的离心力使生物高分子在液体介质中沉降,从其沉降行为确定高分子质量、形状和大小的技术。离心技术主要用于各种生物样品的分离、纯化和制备,在细胞生物学和分子生物学的每一进程中,都能看到离心技术的应用。实现离心技术的仪器是离心机(centrifuge)。离心机是生命科学研究的基本设备,在生命科学,特别是生物化学和分子生物学研究领域,随着人们对分离设备的需求日益增多,离心机有了很大的发展。在引入微处理器控制系统后,各种转速级别的离心机已经可以分离和纯化目前已知的各种生物体组分(细胞、亚细胞器、病毒、激素、生物大分子等)。

本章将对基础医学、检验医学、临床医学等实验室中常用于分离和提纯样品的离心机的工作原理、分类、注意事项和临床应用等进行简要的介绍。

一、离心机的工作原理

离心机是利用离心力及物质的沉降系数或悬浮密度的差异,来分离液体与固体颗粒或液体混合物中各组分的机械,主要用于将悬浮液中的固体颗粒与液体分开(图2-1)。在高速旋转下,由于巨大的离心作用,悬浮液中悬浮的微小颗粒以一定的速度沉降,得以分离。颗粒的沉降速度取决于离心机的转速,颗粒的质量、大小和密度,以及液体性质。当含有细小颗粒的悬浮液静置不动时,由于重力场的作用使得悬浮的颗粒逐渐下沉,粒子越重,下沉越快;反之,密度比液体小的粒子就会上浮。微粒在重力场下移动的速度与微粒的大小、形态和密度有关,并且与重力场的强度及液体的黏度有关。像红细胞大小的颗粒,直径为数微米,在通常重力作用下就可以观察到它们的沉降过程。

此外,物质在介质中沉降时还伴随着扩散现象(扩散是由微粒的热运动而产生的质量迁移现象,主要是由密度差引起的)。扩散是无条件的、绝对的。扩散与物质的重量成反比,颗粒越小扩散越快。而沉降是相对的、有条件的,要受到外力才能运动。沉降与物体质量成正比,颗粒越大沉降越快。对小于几微米的微粒,如病毒或蛋白质等,它们在溶液中成胶体或半胶体状态,仅仅利用重力是不可能观察到它们的沉降过程的。因为颗粒越小沉降越慢,而扩散现象则越明显,所以需要利用离心机产生强大的离心力,才能迫使这些微粒克服扩散,产生沉降运动。

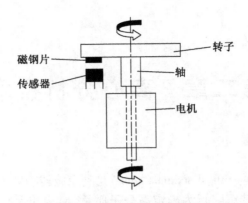

图 2-1 离心机运转示意图

磁钢片
传感器
转子
轴
电机

二、离心力

离心力(centrifugal force,Fc)指由于物体旋转而产生的脱离旋转中心的力,也是物体做圆周运动所产生的向心力的反作用力。当物体所受外力小于运动所需的向心力时,物体将向远离圆心的方向运动。物体远离圆心运动的现象称为离心现象,也称离心运动。离心运动是向心力消失或不足造成的。

在一定角速度下做圆周运动的任何物体都受到一个向外的离心力,离心作用是根据这一原理进行的。离心力 G 和转速 r 之间的换算公式如下:

$$G = 1.11 \times 10^{-5} \times R \times r^2$$

式中:G——离心力,一般以 g(重力加速度)的倍数来表示;

r^2——转速的平方;

R——离心半径,单位 cm。

例如,离心半径为 10cm,转速为 8000r/min,其离心力为

$$G = 1.11 \times 10^{-5} \times 10 \times (8000)^2 = 7104$$

即离心力为 $7104 \times g$;而当离心力为 $8000 \times g$ 时,其转速应为 8489r/min,约 8500r/min。

三、离心机的分类

通常,国际上对离心机的分类方法有三种:按转速分、按用途分或按结构分。按转速可分为低速、高速、超速离心机等;按用途可分为制备型、分析型和制备分析两用型;按结构可分为台式、多管微量式、细胞涂片式、血液洗涤式、高速冷冻式、大容量低速冷冻式等。按分离因素 Fr 值(离心力与重力的比值),可将离心机分为以下几种类型:

1. 普通离心机 最大转速 6000r/min 左右,最大相对离心力近 $6000 \times g$,容量为几十毫升至几升;分离形式是固液沉降分离;转子有角式和外摆式,其转速不能严格控制;通常不带冷冻系统,于室温下操作;用于收集易沉降的大颗粒物质,如红细胞、酵母细胞等。这种

离心机多用交流整流子电动机驱动,电机的碳刷易磨损,转速利用电压调压器调节,启动电流大,速度升降不均匀,一般转头置于一个硬质钢轴上,因此精确地平衡离心管及内容物就极为重要,否则会损坏离心机。

2. 高速冷冻离心机　最大转速为 20000 ~ 25000r/min,最大相对离心力为 89000 × g,最大容量可达 3L;分离形式也是固液沉降分离;配有各种角式转头、荡平式转头、区带转头、垂直转头和大容量连续流动式转头;一般都有制冷系统,以消除高速旋转转头与空气摩擦产生的热量;离心室的温度可以调节和维持在 0 ~ 40℃;转速、温度和时间都可以严格准确地控制,并有指针或数字显示;通常用于微生物菌体、细胞碎片、大细胞器、硫酸铵沉淀和免疫沉淀物等的分离纯化,但不能有效地沉降病毒、小细胞器(如核蛋白体)或单个分子。

3. 超速离心机　转速可达 50000 ~ 80000r/min,相对离心力最大可达 510000 × g,离心容量由几十毫升至 2L;分离形式是差速沉降分离和密度梯度区带分离;离心管平衡允许的误差要小于 0.1g。最著名的生产厂商有美国的贝克曼公司和日本的日立公司等。超速离心机的出现,使生物科学的研究领域有了新的扩展,使过去只有在电子显微镜才能观察到的亚细胞器得到分级分离,还使病毒、核酸、蛋白质和多糖等得以分离。

四、离心机的使用维护

(一) 离心机的主要技术参数

1. 最大转速　离心机转头可达到的最大转速,单位是 r/min。
2. 最大离心力　离心机可产生的最大相对离心力(RCF),单位是 × g。
3. 最大容量　离心机一次可分离样品的最大体积,通常表示为 $m × n$。m 为一次可容纳的最多离心管数,n 为一个离心管可容纳分离样品的最大体积,单位是 mL。
4. 调速范围　离心机转头转速可调整的范围。
5. 温度控制范围　离心机工作时可控制的样品温度范围。
6. 工作电压　一般指离心机电极工作所需的电压。
7. 电源功率　通常指离心机电机的额定功率。

(二) 离心机的日常维护

各类离心机因其转速不同,产生的离心力也不一样,如果使用不当或不定期进行维护保养,会造成离心机故障,影响使用,因此需定期对其维护:

1. 离心机应安放于坚固台面,底座紧贴台面放平稳,防止运转时振动。
2. 定期检查离心机管套,清除管套内异物和污垢,橡胶垫脱落要立即处理。
3. 离心机转子和管套需每周用 2% 戊二醛消毒,蒸馏水冲洗,软布擦干备用。
4. 每天使用完离心机后打开门盖,去潮气,避免腐蚀部件。
5. 长时间不用离心机时,取出转子,用纱布擦干,并在离心室内放入干燥剂,防止驱动轴生锈。

6. 大容量冷冻离心机转子座不能磕碰,不能损伤锥面,要定期清洁转子座及转子锥孔,并涂少许凡士林润滑。

7. 离心机上禁止放其他物品,禁止使用腐蚀性强的消毒液(如84消毒液)消毒部件,最好用2%戊二醛消毒。

(三) 离心机的使用注意事项

实验室常用的电动离心机转动速度快,使用时要注意安全,特别要防止在离心机运转期间,因不平衡或试管垫老化而使离心机边工作边移动,以致离心机从实验台上掉落,或盖子未盖,离心管因振动而破裂,碎片旋转飞出造成事故。因此使用离心机时,必须注意以下几点:

1. 离心机套管底部要垫棉花或试管垫。

2. 电动离心机如有噪音或机身振动时,应立即切断电源,及时排除故障。

3. 离心管必须对称放入套管中,防止机身振动,若只有一支样品管,另外一支要用等质量的水代替。

4. 启动离心机前,应先盖上离心机顶盖,方可启动。

5. 分离结束后,先关闭离心机,在离心机停止转动后,方可打开机盖取出样品,不可用外力强制其停止运动。

6. 离心机一次运行最好不超过60min。

实验一　差速离心

差速离心法又称分步离心法,主要是根据被分离物的沉降速度不同,采取不同离心速度和时间进行分步离心的方法。该方法主要用于分离大小和密度差异较大的颗粒。实验室用该法提取组织或细胞中的成分,起始的离心速度较低,较大的颗粒沉降到管底,小的颗粒仍然悬浮在上清液中。收集沉淀,改用较高的离心速度离心悬浮液,将较小的颗粒沉降,以此类推,达到分离大小不同颗粒的目的。

【目的】

1. 了解离心机的种类及结构,并能熟练操作。

2. 掌握离心机的使用方法及注意事项。

3. 掌握差速离心法分离纯化可溶蛋白质的原理及技术。

【原理】

当物体围绕一中心轴做圆周运动时,运动物体就受到离心力的作用,旋转速度越高,物体所受到的离心力越大。装有悬浮液或高分子溶液的容器进行高速水平旋转时,强大的离心力作用于溶剂中的悬浮颗粒或高分子,使其沿着离心力的方向运动而逐渐背离中心轴。在相同转速条件下,容器中大小不同的悬浮颗粒或高分子溶质会以不同的速率沉降,经过一定时间的离心操作,可实现不同悬浮颗粒或高分子溶质的有效分离。该离心技术(图2-2)

常用于分离纯化可溶性蛋白质。

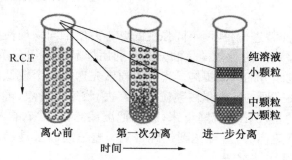

图 2-2　差速离心示意图

【材料】

1．试剂　待测蛋白、蒸馏水。

2．器材　小型台式离心机、紫外分光光度计、比色皿、烧杯、玻璃棒、量筒、电子天平、移液器、1.5mL 离心管。

【操作步骤】

1．在电子天平上精确称取 1mg 样品,加入 4mL 纯水充分混匀后静置,待上部液体清澈后,吸取上清液至比色皿,分别在 280nm 和 260nm 波长处测定吸光度值,记录其数据 A_{280} 和 A_{260}。

2．将上清液转至 1 号离心管,400r/min 条件下离心 3min。吸取上清液至比色皿,同上测定吸光度值。

3．将上清液转至 2 号离心管,10000r/min 条件下离心 5min。吸取上清液至比色皿,同上测定吸光度值。

4．将上清液转至 3 号离心管,12000r/min 条件下离心 15min。吸取上清液至比色皿,同上测定吸光度值。

【结果判读与参考区间】

根据 280nm 和 260nm 处的吸光度值,由以下公式求得蛋白质质量浓度:

$$蛋白质质量浓度(mg/mL) = 1.45A_{280} - 0.74A_{260}$$

【注意事项】

1．离心管必须配平对称放入。如果离心机声音异常,肯定没配平。离心过程中,实验者不得离开。

2．启动离心机前,应盖上离心机顶盖。分离结束后,先关闭离心机,在离心机停止转动后,方可打开机盖取出样品,不可用外力强制其停止运动。

3．转子的保管和使用要严格按照说明操作。

4．离心管的选择应该参照离心管的说明和材料,以防不适当的使用导致离心管破裂,不但损失样品还会污染转子和离心机。

5．密度大于 1.3 的溶液不能用 eppendorf 管进行离心。

6．实验时尽量避免人为失误,如溶液混合不均匀、比色皿清洁不净等,以免造成实验误差。

【小结】

低速和高速离心交替进行,利用不同强度的离心力使不同物理性质的蛋白颗粒分批分离,适用于沉降速度差别大的混合样品的分离。利用样品中各组分沉降系数的差异,可通过多次选速离心,达到组分的分离提纯。离心时通常先选择一个较低的离心速度和适宜的离心时间,把大部分不需要的较大蛋白颗粒沉淀弃去,收集上清液;再用较高的转速和适宜的离心时间,把需要的蛋白粒子沉降下来;接着把沉淀悬浮起来,再一次用较低的速度离心。如此反复低速、高速离心,直至达到提纯目的。差速离心法是蛋白质、酶、核酸及细胞亚组分分离纯化的常用方法之一。

实验二　密度梯度离心

密度梯度离心(density gradient centrifugation)是指当不同的颗粒间存在沉降速度差(不需要像差速沉降离心法所要求的那样大的沉降系数差)时,在一定的离心力作用下,颗粒各自以一定的速度沉降,在密度梯度介质的不同区域上形成区带。此法仅用于分离有一定沉降系数差的颗粒(20%的沉降系数差或更少)或分子量相差3倍的蛋白质,与颗粒的密度无关。大小相同、密度不同的颗粒(如线粒体、溶酶体等)不能用此法分离。

【目的】

1. 掌握手工制作密度梯度介质溶液的技术,了解蔗糖密度梯度溶液离心的原理及优缺点。

2. 了解密度梯度离心与等密度梯度离心方法的异同点。

【原理】

离心管先装好密度梯度介质溶液,样品液加在梯度介质的液面上,离心时由于离心力的作用,颗粒离开原样品层按不同沉降速度向管底移动,离心一定时间后沉降的颗粒逐渐分开,最后形成一系列界面清楚的不连续区带。沉降系数越大的颗粒,沉降速度越快,所呈现的区带也越低,离心必须在沉降最快的大颗粒到达管底前结束,样品颗粒的密度要大于梯度介质的密度。此离心法的关键是选择合适的离心转速和时间,如果离心时间过长,所有的样品会全部到达离心管底部;离心时间不足,样品不能有效分离。由于此法是一种不完全的沉降,沉降受物质本身大小的影响较大,一般应用在物质大小相异而密度相同的情况。梯度介质通常用蔗糖溶液,其最大密度和浓度可达$1.28kg/cm^3$和60%。梯度液在离心过程中及离心完毕后取样时起支持介质和稳定剂的作用,避免因机械振动而引起已分层的粒子再混合。(图2-3)

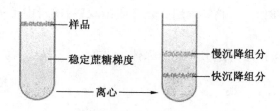

图 2-3 速度沉降示意图

【材料】

1. 试剂

（1）pH7.4 匀浆介质（0.25mol/L 蔗糖、0.05mol/L Tris-HCl 缓冲液）。配制方法：称取 85.55g 蔗糖和 6.05g Tris，溶解在近 400mL 蒸馏水中，加入 4.25mL 0.1mol/L 的 HCl 溶液，最后用蒸馏水定容至 500mL。

（2）60% 蔗糖溶液、50% 蔗糖溶液、40% 蔗糖溶液、20% 蔗糖溶液和 15% 蔗糖溶液。配制方法：配制 80% 蔗糖溶液，按不同比例稀释，分别配制成 60%、50%、40%、20%、15% 蔗糖溶液。

（3）新鲜菠菜叶。

2. 器材 组织捣碎器、高速冷冻离心机、普通离心机、普通玻璃离心管、Polyallomer 离心管、烧杯、漏斗、纱布、载玻片、盖玻片、普通光学显微镜、剪刀、滴管、荧光显微镜。

【操作步骤】

1. 洗净菠菜叶，尽可能使它干燥，去除叶柄、主脉后，称取 50g 剪碎。

2. 加入预冷到近 0℃的 100mL 匀浆介质，在组织捣碎机上选高速挡捣碎 2min。

3. 捣碎液用双层纱布过滤到烧杯中。

4. 滤液移入普通玻璃离心管，在普通离心机上 500r/min 离心 5min，轻轻吸取上清液。

5. 在 Polyallomer 离心管内依次加入 50% 蔗糖溶液和 15% 蔗糖溶液（或依次加入 60%、40%、20%、15% 蔗糖溶液），注意要用滴管吸取 15% 蔗糖溶液沿离心管壁缓缓注入，不能搅动 50% 蔗糖液面，一般两种溶液各加 12mL（如果是 4 个梯度则每个梯度加 6mL）。加液完成后，可见两种溶液界面处折光率稍不同，形成分层界面，这样密度梯度溶液便制好了。

6. 在制好的密度梯度溶液上小心地沿离心管壁加入 1mL 上清液。严格平衡离心管，分量不足的管内轻轻加入少量上清液。

7. 用甩平转头 18000r/min 离心 90min。

8. 取出离心管，可见叶绿体在密度梯度液中间形成带，用滴管轻轻吸出滴于载玻片上，盖上盖玻片，显微镜下观察。还可在暗室内用荧光显微镜观察。

【结果判读与参考区间】

叶绿体在由 2 种不同浓度的蔗糖溶液组成的混合液中，聚集在密度梯度交界处形成一条带；而在由 4 种不同浓度的蔗糖溶液组成的混合液中，叶绿体可形成 2 条带，聚集在密度梯度交界处；沉降系数较大的细胞组分则沉到离心管底部。

吸出叶绿体制成临时装片,暗室内用荧光显微镜观察,视野中可见到许多小红点,是由叶绿体被荧光激发而产生的。

结果证明,该方法可以较好地分离出叶绿体。

【注意事项】

1. 严格控制离心时间。
2. 粒子密度应大于介质密度。
3. 样品事先配制在较平缓的连续密度的梯度溶液中。
4. 不能用角式转头,只能用水平式转头。
5. 均匀中断操作。
6. 蔗糖水溶性大,性质稳定,但渗透压较高,不宜用于细胞的分离。

实验三 等密度离心

当不同颗粒存在浮力密度差时,在离心力场下颗粒或向下沉降,或向上浮起,一直沿梯度移动到密度恰好相等的位置上(即等密度点)形成区带,称为等密度离心(isodensity centrifugation)。等密度离心的有效分离取决于颗粒的浮力密度差,密度差越大,分离效果越好,与颗粒的大小和形状无关。但后两者决定达到平衡的速率、时间和区带的宽度。

【目的】

1. 掌握等密度离心法的原理及应用。
2. 了解梯度介质的计算与制备。
3. 了解 Percoll 密度离心的原理及优缺点。
4. 了解密度梯度离心与等密度梯度离心方法的异同点。

【原理】

等密度离心法是指在离心前预先配制介质的密度梯度溶液,此密度梯度溶液包含被分离样品中所有粒子的密度,待分离的样品铺在梯度液顶上或与梯度液先混合,离心开始后梯度液由于离心力的作用逐渐形成底浓而管顶稀的密度梯度,与此同时,原来分布均匀的粒子也发生重新分布。Percoll 是一种包有乙烯吡咯烷酮的硅胶颗粒,渗透压很低 $[<20mOsm/(kg \cdot H_2O)]$,黏度也很小,密度可高达 $1.3g/mL$,采用预先形成的密度梯度可在低离心力 $(200 \sim 1000) \times g$ 条件下于数分钟至数十分钟内达到满意的细胞分离结果。(图2-4)

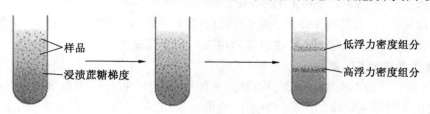

图2-4 等密度沉降示意图

【材料】

1. 试剂

（1）外周血单个核细胞。

（2）PBS 1×和 PBS 10×（无 Ca^{2+}、Mg^{2+}），含 0.5mmol/L EDTA。

（3）胎牛血清（56℃、30min 加热灭活）。

（4）1mol/L HCl。

（5）Percoll 分层液（密度 1.130g/mL，商品）。

（6）4g/L 台盼蓝染液（溶解在 PBS 液中）。

2. 器材　50mL 聚丙烯圆锥管、毛细吸管、移液管（1mL、2mL、10mL）、CO_2 孵箱、超净台、有旋转桶转子装置的离心机、pH 计。

【操作步骤】

所有的操作应该在无菌条件下进行。

1. 不同密度 Percoll 分层液的配制

（1）Percoll 分层液（储备液）的制备：取未稀释的 Percoll 原液（从瓶中取）9mL + PBS 1mL，10 倍稀释（无 Ca^{2+}、Mg^{2+}），用 HCl 调 pH 至 7.4。

（2）Percoll 分层液（Ⅰ）（密度 1.080g/mL）的配制：取 Percoll 储备液 3.12mL + PBS 1.88mL（无 Ca^{2+}、Mg^{2+}）。

（3）Percoll 分层液（Ⅱ）（密度 1.069g/mL）的配制：取 Percoll 分层液（Ⅰ）2.68mL + PBS 2.32mL（无 Ca^{2+}、Mg^{2+}）。

（4）Percoll 分层液（Ⅲ）（密度 1.060g/mL）的配制：取 Percoll 分层液（Ⅱ）2.32mL + PBS 2.68mL（无 Ca^{2+}、Mg^{2+}）。

2. 不连续密度梯度液的制备

（1）将洗涤过的 $8×10^7/L$ 外周血单个核细胞重新悬浮在 2mL 的 Percoll 分层液（Ⅰ）上，在这层液体的表面轻轻铺上 2mL Percoll 分层液（Ⅱ），再于第二层液面上轻轻铺上 2mL 的 Percoll 分层液（Ⅲ）。

（2）20℃，在旋转转子中 $1000×g$ 离心上一步所形成的密度梯度液 90min（慢慢增加速度，无制动停转）。

3. 单核细胞的分离

（1）离心后单核细胞存在于 Percoll 分层液（Ⅱ）和（Ⅲ）之间的分界面中。

（2）用毛细吸管仔细收集单核细胞。

（3）用含 1%~5% 胎牛血清的 PBS 液洗涤细胞 3 次，4℃ $400×g$ 离心 5min，弃上清液。

（4）若需要进一步实验，将细胞重新悬浮于培养基中。

（5）用台盼蓝拒染法测定细胞存活率。

【结果判读与参考区间】

本法回收的细胞中单核细胞占 70%~100%（存活率应大于 90%），淋巴细胞占 0~20%，粒细胞占 0~5%，红细胞占 0~7%，血小板小于 0.5%。

【注意事项】

1. 为了得到较好的结果,外周血单个核细胞分离后应立即使用。

2. 所有操作过程应在 18~20℃进行。

3. 仔细覆盖各种 Percoll 分层液,避免破坏其界面。

4. 洗涤分离细胞 3 次,以除去残存的 Percoll 分层液和血小板。

5. 如果所制备的细胞仍不纯,可使用包被有抗 CD2、抗 CD3、抗 CD19 抗体分子的磁珠,以除去残存的 NK 细胞及 T、B 淋巴细胞。

【小结】

由于 Percoll 扩散常数低,故所形成的梯度十分稳定。此外 Percoll 不穿透生物膜,对细胞无毒害,因此广泛应用于分离细胞、亚细胞成分、细菌及病毒,还可将受损细胞及细胞碎片与完好的活细胞分离。

这种技术根据浮力密度的不同分离物质,其分辨率受颗粒性质(密度、均一性、含量)、梯度性质(形状、黏度、斜率)、转子类型、离心速率和时间的影响。颗粒区带宽度与梯度斜率、离心力、颗粒相对分子质量成正比。几种物质可通过离心法形成密度梯度(如蔗糖、葡萄糖、聚蔗糖等),将样品与适当的介质混合后离心,各种颗粒在与其等密度的介质带处形成沉淀区带。这种方法要求介质梯度有一定的陡度,有足够的离心时间形成梯度颗粒的再分配。体系到达平衡状态后,再延长离心时间和提高转速已无意义,处于等密度点上的样品颗粒的区带形状和位置均不再受离心时间影响。提高转速可以缩短达到平衡的时间,离心所需时间以最小颗粒到达等密度点(即平衡点)的时间为基准,有时长达数日。

梯度密度离心和等密度离心的特点见表 2-1。

表 2-1　梯度密度离心和等密度离心的特点

项目	梯度密度离心	等密度梯度离心
梯度介质	最大的梯度密度<密度最小的沉降样品	最大的梯度密度>密度最大的沉降样品
离心条件	在最先沉降的物质到达管底前停止,时间短,速度低	使各组分沉降到平衡的密度区,时间长,速度高
分离依据	密度相近,但沉降系数不同	沉降系数相近,但密度不同

（曹兴建　陈相）

第三章 电泳分析技术

　　1937 年 Tiselius 成功研制了界面电泳仪进行血清蛋白电泳,它是在一 U 形管的自由溶液中进行的,根据电泳后各种蛋白质成分所形成的折光率的差别,将血清蛋白分为白蛋白、α_1 球蛋白、α_2 球蛋白、β 球蛋白和 γ 球蛋白 5 种。随后 Wielamd 和 Kanig 等于 1948 年采用滤纸条做载体,成功进行了纸上电泳。从那时起,电泳技术逐渐被人们所接受并予以重视,继而发展成以滤纸、各种纤维素粉、淀粉凝胶、琼脂和琼脂糖凝胶、醋酸纤维素薄膜、聚丙烯酰胺凝胶等为载体结合增染试剂(如银氨染色、考马斯亮蓝等),大大提高了生物样品的着色与分辨能力,此外电泳分离和免疫反应相结合,使分辨率不断朝着微量和超微量(0.001 ~ 1ng)水平发展,促使电泳技术获得迅速推广和应用。本章主要介绍常用电泳的一般原理及应用。

　　电泳(electrophoresis,EP)是指带电荷的溶质或粒子在电场中向着与其本身所带电荷相反的电极移动的现象。利用带电粒子在电场中移动速度的不同,将多组分物质分离、分析的技术称为电泳分析技术。可以实现电泳分离技术的仪器称为电泳仪。目前电泳技术已广泛应用于蛋白质、多肽、氨基酸、核苷酸、无机离子等成分的分离和鉴定,甚至还用于细胞与病毒的研究。临床常用的电泳分析方法主要有琼脂糖凝胶电泳、醋酸纤维素薄膜电泳、聚丙烯酰胺凝胶电泳和双向电泳等。

一、电泳的基本原理

　　物质分子在正常情况下一般不带电,即所带正负电荷量相等,故不显示带电性。但在一定的物理作用或化学反应条件下,某些物质分子会成为带电的离子,不同的物质由于带电性质、颗粒形状和大小不同,在一定的电场中的移动方向和移动速度也不同,因此可使它们分离。

　　若将带净电荷 Q 的粒子放入电场,则该粒子所受到的电荷引力为

$$F_{引} = EQ$$

在溶液中,运动粒子与溶液之间存在阻力 $F_{阻}$

$$F_{阻} = 6\pi r\eta V$$

当 $F_{引} = F_{阻}$ 时,

$$EQ = 6\pi r\eta V$$
$$V = EQ/6\pi r\eta$$

由上式可以看出,粒子的移动速度(泳动速度 V)与电场强度(E)和粒子所带电荷量(Q)成正比,而与粒子的半径(r)及溶液的黏度(η)成反比。

二、影响电泳的因素

1. 电泳介质的 pH 值

溶液的 pH 值决定带电物质的解离程度,也决定物质所带净电荷的多少。对于蛋白质、氨基酸等类似两性电解质,pH 值离等电点越远,粒子所带电荷越多,泳动速度越快;反之泳动速度越慢。因此分离蛋白质混合物时,应选择能扩大各种蛋白质所带电荷量差别的 pH 值,以利于蛋白质的有效分离。为了保证电泳过程中溶液的 pH 值恒定,必须采用缓冲液。

2. 缓冲液的离子强度

溶液的离子强度(ion intensity)是指溶液中各离子的摩尔浓度与离子价数平方的积的总和的1/2。带电颗粒的迁移率与离子强度的平方根成反比。低离子强度时迁移率快,但离子强度过低,缓冲液的缓冲容量小,不易维持 pH 恒定。高离子强度时迁移率慢,但电泳谱带要比低离子强度时细窄。通常溶液的离子强度为 0.02~0.2。

$$I = 1/2 \sum_{i=1}^{n} c_i Z_i^2$$

式中:I——离子强度;

　　c_i——离子的摩尔浓度;

　　Z_i——离子价数。

0.154mol/L NaCl 溶液的离子强度为

$$I = 1/2(0.154 \times 1^2 + 0.154 \times 1^2) = 0.154$$

0.015mol/L Na_2SO_4 溶液的离子强度为

$$I = 1/2(0.015 \times 2 \times 1^2 + 0.015 \times 2^2) = 0.045$$

3. 电场强度

电场强度(electric field intensity,又称电势梯度)是指每厘米的电位降(电位差或电位梯度)。电场强度与电泳速度成正比,电场强度越高,带电颗粒移动速度越快。根据实验的需要,电泳可分为两种:一种是高压电泳,所用电压在 500~1000V 或更高。由于电压高、电泳时间短(有的样品仅需数分钟),适用于低分子化合物的分离,如氨基酸、无机离子,包括部分聚焦电泳分离及序列电泳分离等。因电压高、产热量大,故必须装有冷却装置,否则热量可引起蛋白质等物质变性而不能分离,还会因发热引起缓冲液中水分蒸发过多,使支持物(滤纸、薄膜或凝胶等)上离子强度增加,及引起虹吸现象(电泳槽内液被吸到支持物上)等,这些都会影响物质的分离。另一种为常压电泳,产热量小,在室温 10~25℃分离蛋白质是不会被破坏的,无须冷却装置,但所需分离时间长。

4. 电渗现象

在电场中液体相对于固定相移动的现象称为电渗。在有载体的电泳中,影响电泳移动的一个重要因素是电渗。产生电渗现象的原因是载体中常含有可电离的基团,如滤纸中含有羟基而带负电荷,与滤纸相接触的水溶液带正电荷,液体便向负极移动。由于电渗现象往往与电泳同时存在,所以带电粒子的移动距离也受电渗影响;如电泳方向与电渗方向相反,则实际电泳的距离等于电泳距离加上电渗的距离。琼脂中含有琼脂果胶,有较多的硫酸根离子,所以在琼脂电泳时电渗现象很明显,许多球蛋白均向负极移动;除去琼脂果胶后的琼脂糖用作凝胶电泳时,电渗大为减弱。电渗所造成的移动距离可用不带电的有色染料或有色葡聚糖点在支持物的中心,来观察电渗的方向和距离。

三、电泳所需的仪器

电泳所需的仪器有电泳槽和电源。

1. 电泳槽

电泳槽是电泳系统的核心部分。根据电泳的原理,电泳支持物都放在 2 种缓冲液之间,电场通过电泳支持物连接 2 种缓冲液,不同电泳采用不同的电泳槽。常用的电泳槽有以下几种:

(1)圆盘电泳槽:有上、下两个电泳槽和带有铂金电极的盖。上槽中具有若干孔,孔不用时用硅橡皮塞塞住,要用的孔配以可插电泳管(玻璃管)的硅橡皮塞。电泳管的内径早期为 5 ~ 7mm,为保证冷却和微量化,现在则越来越细。

(2)垂直板电泳槽:垂直板电泳槽的基本原理和结构与圆盘电泳槽基本相同。差别只在于制胶和电泳不在电泳管中进行,而是在垂直放置的平行玻璃板中。

(3)水平电泳槽:水平电泳槽的形状各异,但结构大致相同,一般包括电泳槽基座、冷却板和电极。

2. 电源

要使带电荷的生物大分子在电场中泳动,必须加电场,而电泳的分辨率和电泳速度与电泳时的电参数密切相关。不同的电泳技术需要不同的电压、电流和功率范围,所以选择电源主要根据电泳技术的需要,如聚丙烯酰胺凝胶电泳和 SDS 电泳需要 200 ~ 600V 电压。

四、电泳仪的主要技术指标

电泳仪的主要技术指标包括:输出电压、输出电流、输出功率、电压稳定度、电流稳定度、功率稳定度、输出组数、连续工作时间、保护措施、显示方式、定时方式、电源电压、电源频率、功耗。

部分指标的解释如下:

1. 输出电压　电路两端的开路压差。

2. 输出功率　单位时间内做功的大小或能量转换的大小。

3. 电压稳定度　在满载条件下,所有其他影响量保持不变时,使输入电压在最大允许变化范围内,而引起输出电压的相对变化量。

4. 电流稳定度　电流的均方差/电流的平均值。

5. 功率稳定度　$S = \Delta P/P$，ΔP 为在一定时间范围内（一般 1h）输出功率的变化绝对值，P 为此时间内的输出功率平均值。

6. 输出组数　指有多少路输出电压。

7. 电源频率　每秒完成从一个波峰到另一个波峰的次数，大小取决于发电的频率。

8. 功耗　即功率的损耗，指设备、器件等输入功率和输出功率的差额。

实验一　琼脂糖凝胶电泳

琼脂糖凝胶电泳（agarose gel electrophoresis）是用琼脂或琼脂糖作支持介质的一种电泳方法。对于分子量较大的样品，如大分子核酸、病毒等，一般可采用孔径较大的琼脂糖凝胶进行电泳分离。

【目的】

学习琼脂糖凝胶电泳检测 DNA 的方法和技术。

【原理】

琼脂糖凝胶电泳是分离鉴定和纯化 DNA 片段的常用方法。DNA 分子在琼脂糖凝胶中泳动时有电荷效应和分子筛效应，DNA 分子在高于等电点的 pH 溶液中带负电荷，在电场中向正极移动。由于糖－磷酸骨架在结构上的重复性质，相同数量的双链 DNA 几乎具有等量的净电荷，因此能以同样的速度向正极方向移动。不同浓度琼脂糖凝胶可以分离从 200bp 至 50kb 的 DNA 片段。在琼脂糖溶液中加入低浓度的溴化乙锭（ethidium bromide，EB），在紫外光下可以检出 10ng 的 DNA 条带，在电场中，pH8.0 条件下，凝胶中带负电荷的 DNA 向阳极迁移。

【材料】

1. 试剂　三羟甲基氨基甲烷（Tris）、硼酸、乙二胺四乙酸（EDTA）、溴酚蓝、蔗糖、琼脂糖、溴化乙锭、DNA marker、DNA 样品。

2. 器材　恒温培养箱、琼脂糖凝胶电泳系统、高压灭菌锅、紫外线透射仪。

【操作步骤】

1. 缓冲液的配制

（1）5 × TBE 缓冲液（Tris、硼酸、EDTA）：取 Tris 54g、硼酸 27.5g、20mL 0.5mol/L EDTA，将 pH 调至 8.0，定容至 1000mL，4℃冰箱保存，用时稀释 10 倍。

（2）加样缓冲液：0.25% 溴酚蓝、40%（W/V）蔗糖水溶液，4℃冰箱保存。

（3）溴化乙锭溶液（EB）：取 0.1g 溴化锭，溶于 10mL 水中，配成终浓度 10mg/mL 的母液，4℃冰箱保存。染色时，吸取 12.5μL 的母液，加入 250mL 的水中，混合均匀，使其终浓度为 0.5μg/mL。

（4）100 倍 TE 缓冲液（1mol/L Tris-HCl，100mmol/L EDTA，pH8.0）：称取 121.1g Tris、37.23g EDTA-Na$_2$，先加 800mL 蒸馏水加热搅拌溶解后，再用 HCl 调 pH 至 8.0（约加 HCl 20mL），然后定容至 1000mL。

（5）100 倍电泳缓冲液：（4mol/L Tris－HCl，2mmol/L 无水乙酸钠，200mmol/L EDTA，pH8.0）：称取 242.2g Tris、82.03g 无水乙酸钠、37.23g EDTA－Na₂，先加 400mL 蒸馏水加热搅拌溶解后，再用冰乙酸调 pH 至 8.0（约加冰乙酸 50mL），然后定容至 500mL，用时稀释 100 倍。

2. 制备琼脂糖凝胶　按照被分离 DNA 的大小，决定凝胶中琼脂糖的百分含量，可参照表 3-1。

表 3-1　琼脂糖凝胶浓度与线性 DNA 的有效分离范围对应表

琼脂糖凝胶百分含量/%	线性 DNA 的有效分离范围/kb
0.3	5 ~ 60
0.6	1 ~ 20
0.7	0.8 ~ 10
0.9	0.5 ~ 7
1.2	0.4 ~ 6
1.5	0.2 ~ 4
2.0	0.1 ~ 3

3. 胶板的制备

（1）用高压灭菌指示纸将洗净、干燥的玻璃板的边缘（或电泳装置所置于的塑料盘的开口）封住，形成一个胶膜（将胶膜放在工作台的水平位置上，用水平仪校正）。

（2）配制足够用于灌满电泳槽和制备凝胶所需的电泳缓冲液（1×TBE），缓冲液不宜超过锥瓶或玻璃瓶容量的 50%；准确称量琼脂糖粉，在电泳槽和凝胶中务必使用同一批次的电泳缓冲液，离子强度或 pH 值的微小差异会大大影响 DNA 片段的迁移率。

（3）在锥瓶的瓶颈上松松地包上一层厚纸，如用玻璃瓶，瓶盖须拧松，在沸水浴或微波炉中悬浮加热至琼脂糖溶解（注意琼脂糖溶液若在微波炉里加热时间过长，溶液将过热并暴沸）。应核对溶液体积在煮沸过程中是否由于蒸发而减少，必要时用缓冲液补充。

（4）使溶液冷却至 60℃，加入溴化乙锭（用水配制成 10mg/mL 的贮存液）到终浓度为 0.5μg/mL，充分混匀。

（5）用移液器吸取少量琼脂糖溶液封固胶模边缘，凝固后在距离底板 0.5 ~ 10mm 的位置上放置梳子，以便加入琼脂糖后形成完好的加样孔。如果梳子距玻璃板太近，则拔出梳子时孔底将有破裂的危险，破裂后会使样品往玻璃板间隙渗透。

（6）将剩余的温热琼脂糖溶液倒入胶模中。凝胶的厚度在 3 ~ 5mm。检查梳子的齿下或齿间是否有气泡。

（7）在凝胶完全凝固后（于室温放置 30 ~ 45min），小心移去梳子和高压灭菌纸带，将凝胶放入电泳槽中。低熔点琼脂糖凝胶及浓度低于 0.5% 的琼脂糖凝胶应冷却至 4℃，并在冷库中电泳。

（8）加入恰好没过胶面约 1mm 深的足量电泳缓冲液。

4. 加样　DNA 样品与所需加样缓冲液混合后，用微量移液器慢慢将混合物加至样品槽中。此时凝胶已浸没在缓冲液中。一个加样孔的最大加样量依据 DNA 的数量及大小而定,一般为 20~30μL 样品。已知大小的 DNA 标准,应同时加在凝胶的左侧和右侧孔内以确定未知 DNA 的大小。所有样品都要用相同的样品缓冲液。

5. 电泳 在低电压条件下,线形 DNA 片段的迁移速度与电压成比例关系,但是,电场增加时,不同相对分子质量的 DNA 片段泳动度的增加是有差别的。因此随着电压的增加,琼脂糖凝胶的有效分离范围缩小。为了获得电泳分离 DNA 片段的最大分辨率,电场强度不应高于 5V/cm。当溴酚蓝指示剂移到距离胶板下沿 1~2cm 处,停止电泳。

【结果判读与参考区间】

1. 在波长为 254nm 的紫外灯下,可观察染色后的电泳凝胶。

2. 采用凝胶成像系统采集图像,将图片以文件的形式保存。

3. 结果分析 样品点在凝胶的负极,从负极到正极,根据核酸 marker 的片段首先可以看大小,即目标分子量与 marker 提供的每条带的分子量比;然后看条带的粗细,可表明提取出的 DNA 的多少;再看纯度,看样品是否比较干净、没有杂带、没有降解。最后附上电泳结果的图片并进行正确的标注(图 3-1)。

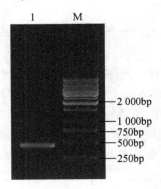

1—目标样品;M—1kb DNA ladder

图 3-1 电泳结果的图片

【注意事项】

1. 凝胶制备

(1)微波炉溶解琼脂糖时,胶液沸腾可冲溢出三角锥瓶,且用微波炉加热时胶液可能发生剧烈沸腾。

① 总液体量不宜超过三角锥瓶容量的 50%。

② 2% 以上胶液设置中火加热。

③ 胶液剧烈沸腾时停止加热,移开三角锥瓶,戴上防热手套,小心摇动三角锥瓶,然后再次加热胶液沸腾直至胶液清澈,保证琼脂糖完全溶解。

(2)琼脂糖没有完全溶解会造成电泳图像背景模糊不清。完全溶解的琼脂糖胶液清澈,三角锥瓶内壁应没有琼脂糖颗粒粘附。

(3)加热后水分蒸发,如需要应加入热的蒸馏水补足到原来的质量,摇匀。

2. 电泳

（1）DNA 条带模糊,拖尾。

① DNA 降解:避免核酸酶污染。

② DNA 上样量过多:减少凝胶中 DNA 上样量。

③ 电泳缓冲液陈旧:电泳缓冲液多次使用后离子强度降低,pH 值上升,缓冲能力减弱,从而影响电泳效果。建议经常更换电泳缓冲液。

④ 电泳条件不合适:电泳时电压不应超过20V/cm,温度应低于30℃,巨大 DNA 链温度应低于15℃,核查所用电泳缓冲液是否有足够的缓冲能力。

⑤ DNA 样含盐过高:电泳前通过乙醇沉淀去除过多的盐。

⑥ 有蛋白污染:电泳前抽提去除蛋白。

⑦ DNA 变性:电泳前勿加热,用20mmol/L NaCl 缓冲液稀释 DNA。

（2）DNA 条带淡弱或无 DNA 带。

① DNA 的上样量不够:增加 DNA 的上样量。

② DNA 降解:避免 DNA 的核酸酶污染。

③ DNA 走出凝胶:缩短电泳时间,降低电压,增加凝胶浓度。

④ 分子量大小相近的 DNA 带不易分辨:增加电泳时间,使用正确的凝胶浓度。

⑤ DNA 变性:电泳前请勿高温加热 DNA 链,用20mmol/L NaCl 缓冲液稀释 DNA。

⑥ DNA 链巨大,常规凝胶电泳不合适:在脉冲凝胶电泳上分析。

（3）DNA marker 条带扭曲。

① 凝胶的缓冲液和电泳缓冲液不是同时配制的:应使用同时配制的缓冲液。电泳时缓冲液高过液面1～2 mm 即可。

② 电泳时电压过高:可以在电泳前15min 用较低电压(3V/cm),等条带出孔后再调电压。

③ 尽量慢慢加样,等样品自然沉降后再加电压。

【小结】

琼脂糖凝胶电泳分析原理与其他支持物电泳最主要的区别是,它兼有"分子筛"和"电泳"的双重作用。琼脂糖凝胶具有网络结构,物质分子通过时会受到阻力,大分子物质在泳动时受到的阻力大,因此在凝胶电泳中带电颗粒的分离不仅取决于净电荷的性质和数量,还取决于分子大小,这就大大提高了分辨能力。但由于其孔径相当大,对大多数蛋白质来说,分子筛效应微不足道,现广泛应用于核酸的研究中。

根据 pH 不同,核酸带有不同电荷,在电场中受力大小不同,因此电泳速度也不同,根据这个原理可将其分开。电泳缓冲液的 pH 值在6～9、离子强度0.02～0.05 为最适。常用1% 的琼脂糖作为电泳支持物,琼脂糖凝胶约可区分相差100bp 的 DNA 片段,其分辨率虽比聚丙烯酰胺凝胶低,但制备容易,分离范围广。普通琼脂糖凝胶分离 DNA 的范围为0.2～20kb,脉冲电泳分离 DNA 的范围为10 kb～10 Mb。

DNA 分子在琼脂糖凝胶中泳动时有电荷效应和分子筛效应。DNA 分子在高于等电点的 pH 溶液中带负电荷,在电场中向正极移动。由于糖-磷酸骨架在结构上的重复性质,相同数量的双链 DNA 几乎具有等量的净电荷,因此它们能以同样的速率向正极方向移动。

琼脂糖凝胶电泳与下列因素有关:

1. DNA 的分子大小　在凝胶基质中其迁移速率与碱基对数目的常用对数值成反比,分子越大迁移越慢。

2. 琼脂糖浓度　一个特定大小的线形 DNA 分子,其迁移速度在不同浓度的琼脂糖凝胶中各不相同。DNA 电泳迁移率的对数与凝胶浓度成线性关系。

3. 电压　低电压时线状 DNA 片段迁移速率与所加电压成正比。但随着电场强度的增加,不同分子量 DNA 片段的迁移率将以不同的幅度增长,随着电压的增加,琼脂糖凝胶的有效分离范围将缩小,要使大于 2kb 的 DNA 片段的分辨率达到最大,所加电压不得超过 5V/cm。

4. 电泳温度　DNA 在琼脂糖凝胶电泳中的电泳行为受电泳时温度的影响不明显,不同大小的 DNA 片段相对迁移速率在 4℃ 与 30℃ 之间无明显改变,但浓度低于 0.5% 的凝胶或低熔点凝胶较为脆弱,最好在 4℃ 条件下电泳。

5. 嵌入染料　荧光染料溴化乙锭用于检测琼脂糖凝胶中的 DNA,染料嵌入堆积的碱基对间并拉长线状和带缺口的环状 DNA,使其刚性更强,还会使线状 DNA 迁移率降低 15%。

6. 离子强度　电泳缓冲液的组成及其离子强度影响 DNA 电泳迁移率。在没有离子存在时(如误用蒸馏水配制凝胶)电导率最小,DNA 几乎不移动,在高离子强度的缓冲液中(如误加 10×电泳缓冲液)则电导很高并明显产热,严重时会引起凝胶融化。

对于天然的双链,常用的几种电泳缓冲液有 TAE、TBE 等,一般配制成浓缩母液,室温保存,用时稀释。

实验二　双向电泳

双向电泳(two-dimensional electrophoresis)是等电聚焦电泳和十二烷基硫酸钠-聚丙烯酰胺凝胶电泳的组合,是一种分析从细胞、组织或其他生物样本中提取蛋白质混合物的有力手段。这项技术分两步将不同的蛋白质分离:步骤一为等电聚焦电泳(isoelectrofocusing,IEF),即根据蛋白质的等电点(pI)差异将蛋白质分离。步骤二为十二烷基硫酸钠-聚丙烯酰胺凝胶电泳(SDS-PAGE),即利用蛋白质的分子量(相对分子量,M_r)差异将蛋白质分离。分离结果中每个斑点都对应样本中的一种蛋白。因此,双向电泳可将上千种不同的蛋白质分离开来,并得到每种蛋白质的等电点、表观分子量和含量等信息。蛋白质组研究的发展以双向电泳技术为核心。

【目的】

1. 掌握双向电泳能根据等电点和分子量分离蛋白质的原理。

2. 掌握第一向等电聚焦电泳(IEF)和第二向聚丙烯酰胺凝胶电泳(SDS-PAGE)的操作步骤。

3. 掌握凝胶染色方法及凝胶分析软件的使用。

4. 了解对分离出的特异蛋白质进一步分析的方法。

5. 了解利用电泳技术分析生物大分子的方法。

【原理】

从广义上讲,双向电泳是将样品电泳后为了不同的目的在垂直方向再进行一次电泳的方法。第一向等电聚焦电泳:IEF 是在凝胶柱中加入一种称为两性电解质载体(ampholyte)的物质,使凝胶柱在电场中形成稳定、连续和线性 pH 梯度,然后将含有各种不同等电点的蛋白质混合样品进行电泳。不管混合蛋白质分子的原始分布如何,都将按照它们各自的等电点大小在 pH 梯度某一位置进行聚集,聚焦部位的蛋白质点的净电荷为零,测定聚焦部位的 pH 即可知道该蛋白质的等电点。

第二向十二烷基硫酸钠-聚丙烯酰胺凝胶电泳:SDS 是一种阴离子表面活性剂,与蛋白质结合成蛋白质-SDS 复合物,使蛋白质分子的二硫键还原,各种蛋白质-SDS 复合物都带上相同密度的负电荷,且大大超过了蛋白质分子原有的电荷量,因而掩盖了不同种蛋白质间原有的天然电荷差别。在构象上,蛋白质-SDS 复合物形成近似"雪茄烟"形的长椭圆棒,这样在凝胶中的迁移就不再受蛋白质原来的电荷和形状影响,而仅取决于相对分子质量大小,故可采用 SDS-PAGE 来测定蛋白质的相对分子质量。

单体丙烯酰胺和交联剂 N,N-甲叉双丙烯酰胺,在催化剂存在的条件下,通过自由基引发的聚合交联形成聚丙烯酰胺凝胶,提供蛋白质泳动的三维空间凝胶网络。在 SDS-PAGE 电泳时,相对分子质量小的蛋白质迁移速度快,相对分子质量大的蛋白质迁移速度慢,这样样品中的蛋白质可以分开形成蛋白质条带。

【材料】

1. 试剂

(1)水化上样缓冲液

Urea	8mol/L
CHAPS	2%
DTT	20mmol/L
IPG buffer	0.5% 或 2%
溴酚蓝	少许

(2)平衡缓冲液储液:

Tris(pH8.8)	50mmol/L
Urea	6mol/L
甘油	30%
SDS	2%
溴酚蓝	少许

(3)单体储液:

丙烯酰胺	30%(W/V)
甲叉双丙烯酰胺	0.8%(W/V)

(4)分离胶缓冲液:1.5mol/L Tris(pH8.8)。

(5)浓缩胶缓冲液:1.0mol/L Tris(pH6.8)。

（6）SDS 电泳缓冲液：

Tris	25mmol/L
甘氨酸	192mmol/L
SDS	0.1%

（7）染色液：

考马斯亮蓝 R-250	0.25%
甲醇	45%
水	45%
冰乙酸	10%

（8）脱色液：

甲醇	45%
水	45%
冰乙酸	10%

（9）10% SDS。

（10）10% 过硫酸铵。

（11）琼脂糖封胶液。

（12）10×电泳缓冲液。

2. 器材　垂直电泳仪、水平电泳仪、低温循环水浴、扫描仪、ImageMaster 2D platinum version 5.0 软件、电泳仪及其配套制胶设备、脱色摇床。

【操作步骤】

1. 第一向等点聚焦

（1）从冰箱中取 -20℃ 冷冻保存的水化上样缓冲液（不含 DTT 及 Bio-Lyte）一小管（1mL/管），置室温融化。

（2）在小管中加入 0.01g DTT 及 Bio-Lyte 4-6、5-7 各 2.5mL，充分混匀。

（3）从小管中取出 400mL 水化上样缓冲液，加入 100mL 样品，充分混匀。

（4）从冰箱中取 -20℃ 冷冻保存的 IPG（Immobiline DryStrip 凝胶）预制胶条（17cm pH4~7），室温放置 10min。

（5）沿着聚焦盘或水化盘中槽的边缘从左至右线性加入样品，在槽两端各 1cm 左右不要加样，中间的样品液一定要连贯。注意不要产生气泡，否则会影响胶条中蛋白质的分布。

（6）当所有的蛋白质样品都加入聚焦盘或水化盘中后，用镊子轻轻地去除预制 IPG 胶条上的保护层。

（7）分清胶条的正负极，轻轻地将 IPG 胶条胶面朝下置于聚焦盘或水化盘中样品溶液上，使胶条的正极（标有" + "）对应聚焦盘的正极，确保胶条与电极紧密接触。样品溶液不要弄到胶条背面的塑料支撑膜上，否则这些溶液不会被胶条吸收。还要注意不要让胶条下面的溶液产生气泡，如果已经产生气泡，用镊子轻轻地提起胶条的一端，上下移动胶条，直到气泡被排到胶条以外。

（8）在每根胶条上覆盖 2~3mL 矿物油，防止胶条水化过程中液体的蒸发。需缓慢地加入矿物油,沿着胶条,使矿物油一滴一滴慢慢加在塑料支撑膜上。

(9)对好正、负极,盖上盖子。设置等电聚焦程序。设置 IPGphor 仪器的运行参数:工作温度 20℃,每胶条最大电流 50μA,电压设定情况见表 3-2。

表 3-2 电压设定情况

电压/V	升压模式	电泳时间/h	电压/V	升压模式	电泳时间/h
30	Step – n – hold	12	1000	Step – n – hold	1
200	Step – n – hold	1	8000	Gradient	3
500	Step – n – hold	1			

(10)聚焦结束的胶条应立即平衡并进行第二向 SDS-PAGE 电泳,否则应将胶条置于样品水化盘中,-20℃冰箱保存。

2. 第二向 SDS-PAGE

(1)配制两块 10% 聚丙烯酰胺凝胶:配制 80mL 凝胶溶液,分成两等份,每份 40mL。将两份溶液分别注入玻璃板夹层中,上部留 1cm 的空间,用 MilliQ 水、乙醇或水饱和正丁醇封面,保持胶面平整,聚合 30min。一般凝胶与上方液体分层后,表明凝胶已基本聚合。

凝胶浓度确定:根据预分离蛋白质相对分子质量范围确定需配置的凝胶浓度,主要指分离胶浓度。一般实验中多采用 10% 或 12.5% 的分离胶及 5% 的浓缩胶,制胶参照表 3-3。

表 3-3 预分离蛋白质相对分子质量范围确定需配置的凝胶浓度

凝胶浓度/%	分离范围/bp
5	36 ~ 200
7.5	24 ~ 200
10	14 ~ 200
12.5	14 ~ 100
15	14 ~ 60

(2)待凝胶凝固后,倒去分离胶表面的 MilliQ 水、乙醇或水饱和正丁醇,用 MilliQ 水冲洗。

(3)从 -20℃冰箱中取出胶条,先于室温放置 10min,使其溶解。

(4)配制胶条平衡缓冲液Ⅰ。

(5)在桌上先放置干的厚滤纸,聚焦好的胶条胶面朝上放在干的厚滤纸上。将另一份厚滤纸用 MilliQ 水浸湿,挤去多余水分后直接置于胶条上,轻轻吸干胶条上的矿物油及多余样品,这可以减少凝胶染色时出现的纵条纹。

(6)将胶条转移至水化盘中,每个槽一根胶条,在有胶条的槽中加入 5mL 胶条平衡缓冲液Ⅰ。将样品水化盘放在水平摇床上缓慢摇晃 15min。

(7)配制胶条平衡缓冲液Ⅱ。

(8)第一次平衡结束后,彻底倒掉或吸掉样品水化盘中的胶条平衡缓冲液Ⅰ,并用滤纸吸取多余的平衡液(将胶条竖在滤纸上,以免损失蛋白或损坏凝胶表面),再加入胶条平衡缓冲液Ⅱ,继续在水平摇床上缓慢摇晃 15min。

(9)用滤纸吸去 SDS-PAGE 上方玻璃板间多余的液体。将处理好的第二向凝胶放在桌面上,长玻璃板在下,短玻璃板在上,凝胶的顶部对着自己。

(10)将琼脂糖封胶液加热溶解。

(11)将 10×电泳缓冲液用量筒稀释成 1×电泳缓冲液,赶出缓冲液表面的气泡。

(12)第二次平衡结束后,彻底倒掉或吸掉样品水化盘中的胶条平衡缓冲液Ⅱ,并用滤纸吸取多余的平衡液(将胶条竖在滤纸上,以免损失蛋白或损坏凝胶表面)。

(13)将 IPG 胶条从样品水化盘中移出,用镊子夹住胶条的一端使胶面完全浸没在 1×电泳缓冲液中,然后将胶条胶面朝上放在凝胶的长玻璃板上。其余胶条同样操作。

(14)将放有胶条的 SDS-PAGE 转移到灌胶架上,短玻璃板一面对着自己,在凝胶的上方加入低熔点琼脂糖封胶液。

(15)用镊子、压舌板或平头的针头轻轻地将胶条向下推,使之与聚丙烯酰胺凝胶胶面完全接触。注意:胶条下方不能产生任何气泡。在用镊子、压舌板或平头针头推胶条时,推动的是凝胶背面的支撑膜,不要碰到胶面。

(16)放置 5min,使低熔点琼脂糖封胶液彻底凝固。

(17)低熔点琼脂糖封胶液完全凝固后,将凝胶转移至电泳槽中。

(18)在电泳槽内加入 1×电泳缓冲液后接通电源,起始时用低电流(5mA/gel/17cm)或低电压,待样品完全走出 IPG 胶条,浓缩成一条线后,再加大电流(20~30mA/gel/17cm)或电压,待溴酚蓝指示剂到达底部边缘时即可停止电泳。

(19)电泳结束后轻轻撬开两层玻璃,取出凝胶并切角以作记号(戴手套,防止污染胶面)。

(20)进行染色。

① 考马斯亮蓝染色和脱色:染色液染色 4h,也可染色过夜。加入适量脱色液,可多次更换直到脱色干净为止。

② 硝酸银染色

固定:25mL 冰醋酸,100mL 甲醇,125mL 去离子水,60min。

敏化:75mL 甲醇,0.5g 硫代硫酸钠(使用之前加入),17g 醋酸钠,165mL 去离子水,30min。

清洗:用 250mL 的去离子水清洗 3 次,每次 5min。

银染:0.625g 硝酸银,250mL 去离子水(使用之前配制)。

显色:6.25g 碳酸钠,100μL 甲醛(使用之前加入),250 mL 去离子水。

终止:5% 醋酸。

【结果判读与参考区间】

双向电泳图谱分析的一般过程为获取凝胶图像—调整和校准凝胶图像—检定和定量蛋白点—注释蛋白质点和像素—匹配凝胶图像—分析、整合数据并报告结果。该过程检验、分析蛋白质双向电泳结果,从而决定下一步的实验去向,应用软件为ImageMaster 2D Platinum version 5.0。

利用扫描仪扫描得到凝胶图像(图3-2),步骤如下:导入凝胶图像(图3-2a,b)→凝胶图像选点(图3-2c,d)→设置 landmark(图3-2e)→自动匹配(图3-2f,g)→分析数据(图3-2h)。

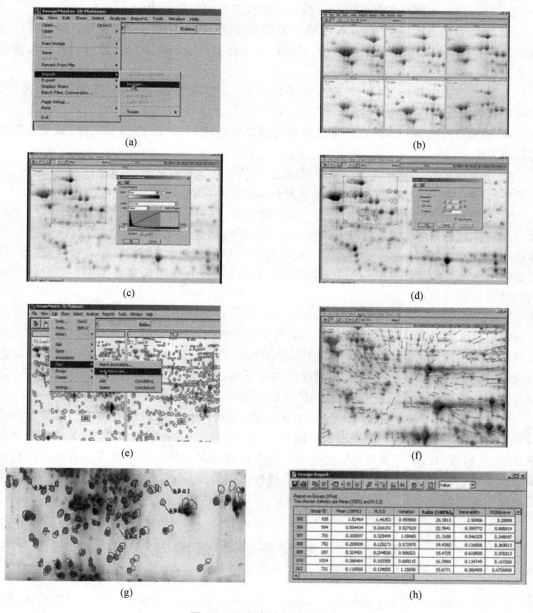

图 3-2　双向电泳图谱的分析

从理论上讲,在一块胶上应当可以分离出15000多种蛋白质,然而实际能检测到5000个蛋白质点,就意味着分离是相当不错的。通过对两块凝胶进行简单的对比来评估高分辨率的2-D 凝胶往往是不可能的。在对具有几千个点的图谱的研究中,通过感观检测出新出现的一些点或单个点的消失及差异几乎是不可能的。但图像采集硬件及图像分析软件能检测到这些差异,并且能从凝胶图谱上最大限度地获得信息。

【注意事项】

1. 根据预分离蛋白质的相对分子质量范围确定使用的凝胶浓度。

2. 凝胶染色方法众多,其主要区别是灵敏度不同,应根据实际需要选择。通常考马斯亮蓝染色能检测到含量约为 1μg 的蛋白质点,硝酸银染色法能检测到含量为纳克级的蛋白质点。

3. 离子是等电聚焦过程中比较大的干扰因素,在实验过程中应该尽量避免引入离子。如确定蛋白质提取方法时应使用去离子水等。

4. 如果双向电泳分离的蛋白质点需进行质谱鉴定,那么需要注意选择对质谱没有干扰的染色方法。

5. 重复性是双向电泳需要注意的问题之一,所以在操作过程中应保持试剂、操作过程、实验条件的一致性,以确保双向电泳的重复性,获得可靠的可比性。

6. 在双向电泳操作过程中所用的一些化学物质,如丙烯酰胺、甲叉双丙烯酰胺、过硫酸铵、TEMED、硫脲、DTT、碘乙酰胺和 DeStreak 试剂等,具有很强的毒性。例如,丙烯酰胺单体是一种神经性毒素,且有可能致癌。处理有害化学物质时,均须戴双层乳胶手套。称量有害物质时,应在通风橱中进行,并戴一次性防尘面罩。另外还须遵守操作与处置化学物质的当地法规与规定。

【小结】

双向电泳的最大优势在于它可对一系列复杂的蛋白质进行分析,而不仅仅分析某一蛋白质的变化。首先将疾病和对照组相关部位的蛋白质组进行双向电泳,然后对比找到斑点的变化,如附加斑点、丢失斑点及其强度上的差异等,对该蛋白质进行各种蛋白质分析,再进行蛋白质数据库搜索,往往能发现新的疾病相关蛋白。

分离后的斑点检测(spot detection)也很重要,目前没有一种蛋白质染色分析技术完全适用于各种不同浓度和 pI 的蛋白质。银染可检测小到 2~5ng 的蛋白质,因此较考马斯亮蓝敏感,多数糖蛋白不能被考马斯亮蓝染色。一旦通过差异分析或其他方法找到感兴趣的蛋白质后,就可以从凝胶中或膜上切取这些目标蛋白质做鉴定。现在绝大多数蛋白质的鉴定是通过质谱分析来完成的。

实验三　醋酸纤维素薄膜电泳

醋酸纤维素薄膜电泳(cellulose acetate membrane electrophoresis,CAME)以醋酸纤维薄膜为支持物。醋酸纤维素是纤维素的醋酸酯,是纤维素的羟基经乙酰化制成的。它溶于丙酮等有机溶剂,即可涂布成均一细密的微孔薄膜。醋酸纤维素薄膜厚度以 0.1~0.15mm 为宜,太厚吸水性差,分离效果不好;太薄则膜片缺少应有的机械强度而易碎。醋酸纤维素薄膜电泳操作简单、快速、廉价,已经广泛应用于血清蛋白、血红蛋白、球蛋白、脂蛋白、糖蛋白、甲胎蛋白、类固醇激素及同工酶等的分离分析中。尽管它的分辨力比聚丙烯酰胺凝胶电泳低,但具有简单、快速等优点。

【目的】

掌握醋酸纤维素薄膜电泳法分离血清蛋白的原理和方法。

【原理】

蛋白质是两性电解质,在 pH 值小于其等电点的溶液中蛋白质带正电荷,在电场中向阴极移动;在 pH 值大于其等电点的溶液中带负电荷,在电场中向阳极移动。血清中含有数种蛋白质,它们所具有的可解离基团不同,在同一 pH 的溶液中所带净电荷不同,故可利用电泳法将它们分离。

【材料】

1. 试剂

(1)电极缓冲液。

(2)染色液(可重复使用,使用后回收)。

(3)漂洗液(100mL 每组):95% 乙醇 45mL,冰醋酸 5mL,水 50mL。

(4)透明液(20mL 每组):无水乙醇/冰醋酸 = 7/3。

(5)健康人血清(新鲜,无溶血现象)。

(6)巴比妥-巴比妥钠缓冲液:取两个大烧杯,分别称取巴比妥钠和巴比妥溶解于 500mL 蒸馏水中。

2. 器材　醋酸纤维素薄膜(2cm×8cm,厚度 120μm)、烧杯及培养皿数只、点样器、竹镊子、玻璃棒、电吹风、试管 6 只、恒温水浴锅、电泳槽、直流稳压电泳仪、剪刀。

【操作步骤】

1. 薄膜浸泡　提前将醋酸纤维素薄膜浸泡 30min 以上。

2. 电泳仪检查　水平检查,电源检查。

3. 电泳槽的准备　醋酸纤维素薄膜电泳装置如图 3-3 所示。在两个电极槽中,各倒入等体积的电极缓冲液。将滤纸条对折,翻过来,用电极缓冲液完全浸湿,架在电泳槽的 4 个膜支架上,使滤纸一端的长边与支架前沿对齐,另一端浸入电极缓冲液内。用玻璃棒轻轻挤压滤纸以驱逐气泡,使滤纸的一端能紧贴在膜支架上。滤纸条是两个电极槽联系醋酸纤维素薄膜的桥梁,故称为滤纸桥。

4. 点样　取新鲜血清于载玻片上,将盖玻片掰成适宜大小,使一边小于薄膜宽度。把浸泡好的可用的醋酸纤维素薄膜取出,用滤纸吸去表面多余的液体,然后平铺在滤纸上,将盖玻片在血清中轻轻划一下,再在膜条一端 1.5~2cm 处轻轻地水平落下并迅速提起,即在膜条上点上了细条状的血清样品,呈淡黄色(图 3-4)。

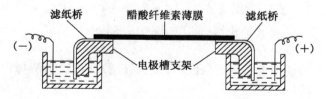

图 3-3　醋酸纤维素薄膜电泳装置示意图

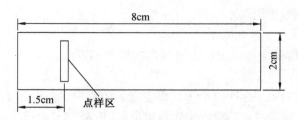

图 3-4　醋酸纤维素薄膜规格及点样位置

5．电泳　用镊子将点样端的薄膜平贴在阴极电泳槽支架的滤纸桥上（点样面朝下），另一端平贴在阳极端支架上，用镊子将其中气泡赶出。要求薄膜紧贴滤纸桥并绷直，中间不能下垂。盖上电泳槽盖。接好电路，调节电压到 90V，预电泳 10min，再调电压至 110V，电泳时间 50min 至 1h。

6．染色　将染色液倒入大培养皿中，电泳完毕立即用镊子取出薄膜，直接浸入染色液中染色 9min，然后取出。

7．漂洗　配制好漂洗液，将染色完毕的薄膜自染色液中取出直接放入漂洗液中，连续更换几次漂洗液，直到薄膜背景几乎无色为止。

8．透明　配制好透明液，用镊子将薄膜取出贴在容器壁上（烧杯壁或培养皿上等），注意不可有气泡，用吹风机稍吹干薄膜，用胶头滴管淋洗薄膜，将每组 20mL 透明液淋洗完，再用吹风机将薄膜彻底吹干，此时薄膜透明，小心将薄膜自容器壁上取下。

9．定量　在一定范围内蛋白质的含量与结合的染料量成正比，故可将各区带剪下，分别浸于 4mL 4mol/L NaOH 中，振摇数次，约 2h 色泽被浸出，于 580～620nm 比色测出各区带的吸光度值。同时剪一块大小相似、无蛋白的透明膜，做同样处理作为对照。也可以将染色后的薄膜直接用光密度计扫描，测定其相对含量（图 3-5）。

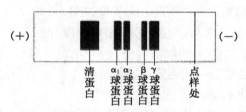

图 3-5　醋酸纤维素薄膜电泳分离的血清蛋白组分示意图

【**结果判读与参考区间**】

计算各区带蛋白含量百分比（以血清为例）：

$$总吸光度值\ A_{总} = A_{清} + A_{\alpha 1} + A_{\alpha 2} + A_{\beta} + A_{\gamma}$$

$$清蛋白（\%） = A_{清}/A_{总} \times 100\%$$

以此类推。

染色后的薄膜上可清楚地显现五条区带，从正极端起，依次为清蛋白、α_1 球蛋白、α_2 球蛋白、β 球蛋白和 γ 球蛋白。

血清蛋白组分等电点及相对分子质量见表 3-4。

表 3-4　血清蛋白组分等电点及相对分子质量

蛋白质名称	等电点	相对分子质量	占总蛋白的比例/%
清蛋白	4.88	69000	56.7
α_1 球蛋白	5.06	200000	3.74
α_2 球蛋白	5.06	300000	7.65
β 球蛋白	5.12	90000 ~ 150000	11.53
γ 球蛋白	6.85 ~ 7.50	156000 ~ 300000	20.30

　　肾病、弥漫性肝损害、肝硬化、原发性肝癌、多发性骨髓瘤、慢性炎症、妊娠等都可以使清蛋白下降。肾病时，α_1、α_2、β 球蛋白升高，γ 球蛋白降低。肝硬化时，α_2、β 球蛋白降低，而 α_1、γ 球蛋白升高。

【注意事项】

1. 点样应细窄、均匀、集中。点样量不宜过多，点样位置要适宜。

2. 两电泳槽内缓冲液的液面应在同一水平面，否则会因虹吸影响电泳效果。

3. 醋酸纤维素薄膜一定要充分浸透后才能点样。点样后电泳槽一定要密闭。电流不宜过大，以防止薄膜干燥而使电泳图谱出现条痕。

【小结】

有时得到的电泳带从效果来看不是太好，主要有以下几个问题：

1. 有些电泳带参差不齐。

2. 个别电泳带之间的界限不明显。

分析可能导致实验失败或产生误差的原因有以下几点：

1. 薄膜表面吸得太干或吸得不完全　点样时应将膜片表面多余的缓冲液用滤纸吸去，以免缓冲液太多引起样品扩散。但吸得太干则样品不易进入薄膜的网孔内，造成电泳起始点参差不齐，影响分离效果。吸水量以不干不湿为宜。

2. 用镊子取薄膜并吸干、点样的过程中，薄膜可能受到了异物污染。

3. 缓冲液浓度选择不合适　缓冲液浓度过低，区带泳动速度快，且由于扩散而变宽；缓冲液浓度过高，则区带泳动速度慢，区带分布过于集中而不易分辨。

4. 电流强度控制得不好　电流强度高，尤其在温度较高的环境中，可引起蛋白质变性或由于热效应引起缓冲液中水分蒸发，使缓冲液浓度增加，造成膜片干涸。电流强度过低则样品泳动速度慢且易扩散。

5. 染色时间控制不合适　染色时间长，薄膜底色深不易脱去；时间短则着色浅不易区分，或造成条带染色不均。

6. 透明时间控制不合适　如在透明液中浸泡时间太长则薄膜溶解；太短则透明度不佳。

实验四　聚丙烯酰胺凝胶电泳

聚丙烯酰胺凝胶电泳（polyacrylamide gel electrophoresis，PAGE）是以聚丙烯酰胺凝胶作为支持介质，用于分离蛋白质和寡核苷酸的一种常用电泳技术。聚丙烯酰胺凝胶为网状结构，具有分子筛效应。该技术最初由 Shapiro 于 1967 年建立，聚丙烯酰胺凝胶电泳有连续与不连续体系两种，前者指在整个电泳体系中缓冲液的 pH 值和凝胶孔径大小相同，主要用于核酸分析；后者除了电泳槽中的缓冲体系及其 pH 值与凝胶中不同外，凝胶本身也由缓冲体系、pH 值和凝胶孔径不同的两种凝胶堆积而成，主要用于蛋白质样品的分离。本实验主要介绍不连续体系。

【目的】

1. 学习聚丙烯酰胺凝胶电泳的工作原理。

2. 掌握聚丙烯酰胺凝胶垂直电泳的操作技术。

3. 比较醋酸纤维素薄膜电泳与聚丙烯酰胺凝胶电泳分离血清蛋白的效果。

【原理】

聚丙烯酰胺凝胶是由单体丙烯酰胺（Acr）和交联剂 N,N-甲叉双丙烯酰胺（Bis）在加速剂 N,N,N′,N′-四甲基乙二胺（TEMED）和催化剂过硫酸铵（AP）或核黄素的作用下聚合交联成的三维网状结构凝胶。聚丙烯酰胺凝胶的孔径可以通过改变丙烯酰胺和甲叉双丙烯酰胺的浓度来控制，丙烯酰胺的浓度可以在 3% ~ 30%。低浓度的凝胶具有较大的孔径，高浓度的凝胶具有较小的孔径，对蛋白质有分子筛作用，可以用于根据蛋白质的分子量进行分离的电泳中。表 3-5 列出了分子量范围与凝胶浓度的关系。

表 3-5　分子量范围与凝胶浓度的关系

物质	分子量范围	适用的凝胶浓度/%
	$< 10^4$	20 ~ 30
	$(1 \sim 4) \times 10^4$	15 ~ 20
蛋白质	$(0.4 \sim 1) \times 10^5$	10 ~ 15
	$(1 \sim 5) \times 10^5$	5 ~ 15
	$> 5 \times 10^5$	2 ~ 5
	$< 10^4$	15 ~ 20
核酸	$(0.1 \sim 1) \times 10^5$	5 ~ 10
	$(0.1 \sim 2) \times 10^6$	2 ~ 2.6

三大效应：

① 分子筛效应：即分子量或分子大小和形状不同的蛋白质通过一定孔径分离胶时，因受阻滞的程度不同而表现出不同的迁移率。样品进入分离胶后，凝胶孔径变小，若分子量

小,则阻力小,移动快;若分子量大,则阻力大,移动慢。

②电荷效应:电荷量不同,迁移率不同。

③浓缩效应:指由于凝胶孔径的不连续性,缓冲液离子成分、pH值和电位梯度的不连续性使得蛋白质分子在浓缩胶和分离胶的界面处浓缩成一条狭小的缝带。电极缓冲液(pH8.3 Tris-甘氨酸)中甘氨酸的电离程度低,有效迁移率小,称为慢离子;样品及凝胶中缓冲液(pH6.7 Tris-HCl)中的氯离子完全电离,有效迁移率大,称为快离子;蛋白质在浓缩胶中介于二者之间。电泳开始后,氯离子跑得最快,留下一段低电导区,产生高电位梯度(电位与电导率成反比),使甘氨酸离子追赶氯离子,蛋白质夹在中间而被压缩。1cm厚样品层可以压缩至0.25μm的厚度(图3-6)。

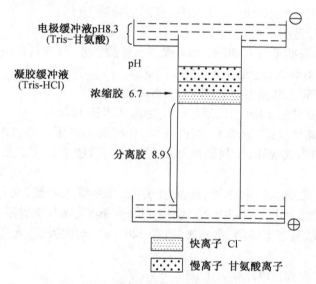

图3-6　聚丙烯酰胺凝胶电泳示意图

【材料】

1. 试剂

(1)待测样品:新鲜血清。

(2)凝胶缓冲液:称取 Tris 36.6 g,加入48mL 1mol/L HCl、0.23mL TEMED,加蒸馏水至80mL使其溶解,调pH8.9,然后加蒸馏水定容至100mL,置棕色瓶中,放入冰箱储存。

(3)分离胶贮液一般有两种配法:

① 28% Acr-0.735% Bis贮液:取 Acr 28.0g、Bis 0.735g,加蒸馏水使其溶解,然后定容至100mL。

② 30% Acr-0.8% Bis贮液:取 Acr 30.0g、Bis 0.8g,加蒸馏水使其溶解,定容至100mL。

以上两种溶液需用棕色试剂瓶盛放,4℃储存,一般可放置一个月左右。

(4)0.14% AP:取分析纯 AP 0.14g,加蒸馏水100mL,置棕色瓶4℃储存,仅能用一周,最好当天配置。

上述(2)、(3)、(4)3种试剂用于制备分离胶。

（5）浓缩胶缓冲液：称取 Tris 5.98g，加入 48mL 1mol/L HCl、0.46mL TEMED，加蒸馏水至 80mL，调 pH6.7，用蒸馏水定容至 100mL，置棕色瓶中4℃储存。

（6）浓缩胶贮液（10% Acr-2.5% Bis）：称取 Acr 10g、Bis 2.5g，加蒸馏水溶解，定容至 100mL，过滤后置棕色瓶中4℃储存。

（7）40% 蔗糖溶液（W/V）。

（8）0.004% 核黄素：取核黄素 4.0mg，加蒸馏水溶解，定容至 100mL，置棕色瓶中4℃储存。

以上第（5）—（8）4种溶液用于配置浓缩胶。

（9）Tris-甘氨酸电极缓冲液（pH8.3）：称取 Tris 6.0g、甘氨酸 28.8g，加蒸馏水至 900mL，调 pH 之后定容至 1000mL，4℃储存，使用前稀释 10 倍。

（10）0.1% 溴酚蓝指示剂。

（11）0.05% 考马斯亮蓝 R250 的 20% 磺基水杨酸染液：取考马斯亮蓝 0.05g、磺基水杨酸 20g，加蒸馏水至 100mL，过滤后至试剂瓶内保存。

（12）脱色液：7% 乙酸溶液或 0.1mol/L NaCl 溶液。

（13）保存液：取甘油 10mL、冰乙酸 7mL，加蒸馏水至 100mL。

（14）1% 琼脂糖溶液：取琼脂 1g 加已稀释 10 倍的电极缓冲液，加热溶解，4℃储存备用。使用时取出，加热成液体，待稍微冷却后用胶头滴管吸取使用。胶头滴管使用完后立即清洗干净。

2. 器材　夹心式垂直板电泳槽、样品槽模板、直流稳压电源（电压 300～600V，电流 50～100mA）、吸量管（1mL、5mL、10mL）、烧杯、细长头滴管、1mL 注射器及 6 号长针头、微量注射器、水泵或油泵、真空干燥器、培养皿（直径 120mm）、玻璃板、聚光灯。

【操作步骤】

1. 安装夹心式垂直板电泳槽（图 3-7）

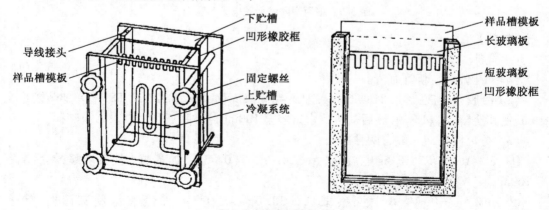

图 3-7　垂直板电泳槽

各部件依下列顺序安装：

（1）装上贮槽和固定螺丝，勿使上、下贮槽在外连通，使用橡皮管时用夹子夹住。

（2）玻璃板洗净后用吹风机吹干。清洗玻璃板时不得用刷子刷，可用纱布或海绵擦洗,以免在玻璃表面留下刮痕,清洗后不得用纸或布擦干。将长、短玻璃板分别插在橡胶框的凹形槽中。注意勿用手接触灌胶面的玻璃。

(3)将已插好玻璃板的橡胶框平放在上贮槽上,短玻璃板应面对上贮槽。在长玻璃板下端与橡胶框交界的缝隙内加入已融化的1%琼脂,其目的是封住空隙,避免凝固后的琼脂里面有气泡。

(4)将下贮槽的销孔对准已装好螺丝销钉的上贮槽,双手以对角线方式旋紧螺丝帽。

2. 配胶　目前用于PAGE的凝胶贮液有30%Acr-0.8%Bis及28%Acr-0.735%Bis两种,以它们为母液可以配置不同浓度的分离胶(表3-6)。

表3-6　不同浓度的分离胶及浓缩胶配置方法　　　　mL

使用试剂		20mL PAA 终浓度			20mL PAA 终浓度		
		5.5%	7.0%	10.0%	5.0%	7.5%	10.0%
分离胶	分离胶缓冲液 pH8.9 Tris-HCl (TEMED)	2.50	2.50	2.50	2.50	2.50	2.50
	分离胶贮液 A:28%Acr-0.735%Bis	3.93	5.00	7.14	—	—	—
	B:30%Acr-0.8%Bis	—	—	—	3.33	5.00	7.14
	蒸馏水	3.57	2.50	0.36	4.17	2.50	0.83
	充分混匀后,置真空干燥器中,抽气10min						
	0.14% AP	10	10	10	10	10	10
使用试剂		2.5% PAA			3.75% PAA		
浓缩胶	浓缩胶缓冲液 pH6.7 Tris-HCl(TEMED)	1			1		
	浓缩胶贮液 10%Acr-2.5%Bis	2			3		
	40%蔗糖溶液	4			3		
	充分混匀后,置真空干燥器中,抽气10min						
	0.004%核黄素	1			1		

3. 制备凝胶板　不连续体系采用不同孔径及pH的分离胶与浓缩胶,凝胶制备分以下两步进行。

(1)分离胶制备:本实验需20mL pH8.9 7.0%PAA溶液,配置方法见表3-6。混合后凝胶溶液用细长头的滴管加至长、短玻璃板的窄缝内,以及距离样品模板梳齿下端约1cm处。用1mL注射器在凝胶表面轻轻加一层蒸馏水,用于隔绝空气。使胶面平整,为防止渗漏,在上、下贮槽中加入略低于胶面的蒸馏水,上、下贮槽两侧加入25~30℃温水有助于凝胶。30~60min后凝胶完全聚合,可以看到水与凝固的胶面有折射率不同的界线,用滤纸吸去多余的水,但不要碰破胶面。

(2)浓缩胶的制备:浓缩胶为3.75%PAA,其配制方法见表3-6。即浓缩胶缓冲液:浓缩胶贮液：40%蔗糖溶液：0.004%核黄素＝1：3：3：1。混合均匀后用细长头的滴管将凝胶溶液加到长、短玻璃板的窄缝内（即分离胶上方），距短玻璃板上端0.5cm处轻轻加入样品槽模板。在上、下贮槽中加入蒸馏水，但是不能超过短玻璃板上缘。在距电极槽10cm处用日光灯或者太阳光照射进行光聚合，但是不要造成大的升温。凝胶由淡黄透明变成乳白色则表示聚合作用开始，继续光照，使凝胶完全聚合。聚合完成后放置30~60min，轻轻取出样品槽模板，用窄滤纸条吸去凹槽中多余的液体，加入电极缓冲液使液面没过短玻璃板约0.5cm即可加样。

4. 加样　用微量注射器取5μL样品，通过缓冲液小心地将样品加到凝胶凹形样品槽底部，待所有凹形样品槽内都加了样品即可开始电泳。

5. 电泳　将直流稳压电泳仪的正极与下槽相连，负极与上槽连接。接通冷却水，打开电泳仪开关，开始时将电流调至10mA，待样品进入分离胶时将电流调至20~30mA，当蓝色染料迁移至距离橡胶框下端1cm时电泳完成，关闭冷却水开关及电源。收集上、下贮槽电极缓冲液，取出橡胶框，用钢铲轻轻将一块玻璃板撬开移走，将凝胶板置于大培养皿中染色。

6. 染色　本实验选用0.05%考马斯亮蓝R250染色液，染色与固定同时进行，加热、染色30min左右。

7. 脱色　用7%乙酸溶液或0.1mol/L的NaCl浸泡漂洗数次，直至背景蓝色褪去，但注意不要过久，能看清楚蛋白质带即可。

【结果判读与参考区间】

采用上述条件进行正常人血清的凝胶电泳，一般可以将血清蛋白质分成15~20条区带（图3-8）。

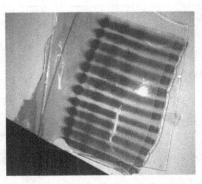

图3-8　血清蛋白质区带分布示意图（考马斯亮蓝R250染色）

【注意事项】

1. 丙烯酰胺和甲叉双丙烯酰胺是神经毒性试剂，并对皮肤有刺激作用，注意避免直接接触，操作时应戴手套和口罩。大量操作及纯化时应在通风橱中进行。

2. 器材不洁净会影响凝胶聚合，所有器材均应严格清洗。玻璃板应浸泡在重铬酸钾洗液中3~4h或浸泡在0.2mol/L KOH的乙醇溶液中20min以上，先用清水冲洗，再用纱布或海绵蘸洗涤液洗净，最后用蒸馏水冲洗干净，直接阴干或者用吹风机吹干。

3. 用琼脂封底和灌胶时不能出现气泡,以免影响电泳时电流的通过。

4. 取出样品槽模板及用滤纸吸取多余液体时应注意不能弄破胶面,动作要轻,用力要均匀。

5. 电泳时正负极不能接错。

6. 用琼脂糖封住样品槽模板后,最好先加一定量的水看是否会漏。

【小结】

聚丙烯酰胺凝胶电泳法分离血清蛋白的效果和成功率都比醋酸纤维素薄膜电泳法好得多,色带呈现也比醋酸纤维素薄膜电泳的清晰,且电泳条带分离得更开明。不过聚丙烯酰胺凝胶电泳法用到的试剂比较多,有些还是有毒物质,操作过程中步骤较多,电泳时间较长。醋酸纤维素薄膜电泳所用试剂较少,电泳时间不是很长。

(曹兴建)

第四章 显微镜技术

实验一 普通光学显微镜的使用及保护

在现今的临床医学检验中,光学显微镜(light microscope)扮演着重要的角色,它在细胞形态学、微生物学及其他有关学科的临床、科研、教学工作中有着极为广泛的用途,是研究人体及其他生物机体组织和细胞结构强有力的工具。

【目的】

1. 熟悉光学显微镜的主要构造。

2. 掌握低倍镜及高倍镜的使用方法。

3. 掌握油镜的使用方法。

4. 掌握光学显微镜的维护方法。

【结构】

一台普通光学显微镜主要由机械系统和光学系统两部分构成。机械系统主要有镜筒、载物台、照明装置和滤光片;光学系统则主要包括物镜、目镜、光源、反光镜、聚光器等部件(图 4-1)。

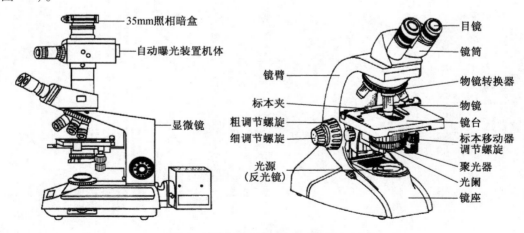

图 4-1 普通光学显微镜的基本构造

（一）机械系统

1. 镜筒　安装在光学显微镜最上方或镜臂前方的圆筒状结构，上端装有目镜，下端与物镜转换器相连。根据镜筒的数目，光学显微镜可分为单筒式或双筒式两类。单筒式光学显微镜又分为直立式和倾斜式；双筒式光学显微镜的镜筒均为倾斜式。

2. 物镜转换器　安装在镜筒下方的一圆盘状构造，与镜筒相连，可以按顺时针或逆时针方式自由旋转。其上均匀分布有 3～4 个圆孔，可用来安装不同放大倍数的物镜。转动物镜转换器可使所需倍数的物镜到达工作位置。

3. 镜臂　支持镜筒和镜台的弯曲状构造，是取用显微镜时手持握拿的部位。镜筒直立式光学显微镜在镜臂与其下方的镜柱之间有一连接，可使镜筒倾斜一定角度以方便观察，但使用时倾斜角度不可超过 45°，否则显微镜会由于重心偏移而容易翻倒。在使用临时装片时，请保持镜臂直立，以免有液体流出而污染显微镜，甚至造成显微镜损伤。

4. 镜柱　镜臂与镜座相连的短柱。

5. 镜座　显微镜最底部的构造，是整个显微镜的基座，起到支持和稳定镜体的作用。有的显微镜在镜座内装有灯泡光源等构造。

6. 调焦器　也称调焦螺旋，作用是调节焦距，以及物镜和标本间的距离。它位于镜臂的上端（镜筒直立式光学显微镜）或下端（镜筒倾斜式光学显微镜），可分为粗调节螺旋（大螺旋）和细调节螺旋（小螺旋）两种。利用它们使镜筒或镜台上下移动，改变物镜和标本间距离，当物体在物镜和目镜焦点上时，则得到清晰的图像。粗调螺旋可使镜筒或载物台产生较大幅度的升降，能迅速调节焦距，从而使物像呈现在视野中，适用于低倍镜观察。而细调螺旋只能使镜筒或载物台缓慢或较小幅度地升降（升或降的距离不易被肉眼观察到），适用于高倍镜和油镜观察。

7. 载物台　又称镜台，是位于物镜转换器下方的方形平台，用以载放被检物体，中心有一个通光孔，来自下方的光线经此孔照射到标本上。

有的载物台上装有两个金属压夹称标本夹，用以固定标本；有的装有标本推动器，将标本固定后，能向前后左右推动。某些标本移动器上还附有纵横游标尺，可以用来计算标本移动的距离和位置。游标尺一般由主标尺（A）和副标尺（B）组成。副标尺的分度为主标尺的 9/10。使用时先看主标尺的"0"点位置，再看主副标尺刻度线的重合点即可读出准确的数值。

（二）光学系统

1. 物镜　又称接物镜。物镜安装在镜筒下端的转换器上，因接近被观察的物体而得名。其作用是将物体第一次放大，是决定成像质量和分辨能力的重要部件。每台光学显微镜一般有 3～4 个不同放大倍率的物镜，每个物镜由数片凸透镜和凹透镜组合而成。常用的放大倍数有 10 倍、40 倍和 100 倍等几种。一般将 8 倍或 10 倍的物镜称为低倍镜；将 40 倍或 45 倍的称为高倍镜；将 90 倍或 100 倍的称为油镜。

物镜上通常都刻有能反映其性能的参数：放大倍数和数值孔径（如 10/0.25、40/0.65 和

100/1.25），该物镜所要求的镜筒长度和标本上的盖玻片厚度（160/0.17，单位 mm）等，另外在油镜上还常标有"油"或"Oil"的字样。

油镜在使用时需要用香柏油或石蜡油作为介质。油镜与其他物镜的不同之处是载玻片与物镜之间不是隔一层空气，而是隔一层油质，称为油浸系。这种油常选用香柏油，因香柏油的折射率 $n = 1.51$，与玻璃相近。当光线通过载玻片后，可直接通过香柏油进入物镜而不发生折射。如果玻片与物镜之间的介质为空气，则称为干燥系，当光线通过玻片后，受到折射发生散射现象，进入物镜的光线显著减少，这样就降低了视野的照明度。因此在玻片标本和油镜之间填充折射率与玻璃近似的香柏油或石蜡油时（玻璃、香柏油和石蜡油的折射率分别为 1.52、1.51、1.46，空气为 1），可减少光线的折射，增加视野亮度，提高分辨率。物镜分辨率的大小取决于物镜的数值孔径（numerial aperture，NA），即物体与物镜之间的媒质的折射率（n）与物镜孔径角的一半（β）的正弦值的乘积（$NA = n \cdot \sin \beta$）。数值孔径是衡量显微镜性能极为重要的一个参数，同时它又决定或影响着显微镜的其他参数，与放大比率成正比，与景深成反比，它的平方与图像亮度成正比。数值孔径越大，其视角和工作距离越小（图 4-2 和表 4-1）。

不同的物镜有不同的工作距离。所谓工作距离是指显微镜处于工作状态（焦距调好、物像清晰）时，物镜最下端与盖玻片上表面之间的距离。物镜的放大倍数与其工作距离成反比。当低倍镜被调节到工作距离后，可直接转换高倍镜或油镜，只需要用细调节螺旋稍加调节，便可见到清晰的物像，这种情况称为同高调焦。

不同放大倍数的物镜也可从外形上加以区别，一般来说，物镜的长度与放大倍数成正比，低倍镜最短，油镜最长，而高倍镜的长度介于两者之间。

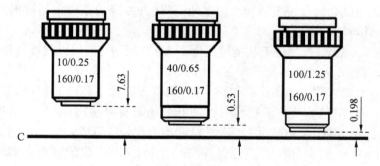

图 4-2 物镜的性能参数及工作距离

注：C 线为盖玻片的上表面；10 × 物镜的工作距离为 7.63mm，100 × 物镜的工作距离为 0.198mm；10/0.25、40/0.65、100/1.25 表示镜头的放大倍数和数值孔径；160/0.17 表示显微镜的机械镜筒长度（标本至目镜的距离）和盖玻片的厚度，即镜筒长度为 160mm，盖玻片厚度为 0.17mm。

表 4-1 标准物镜的性质

放大倍数	数值孔径	工作距离/mm
10	0.20	6.5
20	0.50	2.0

放大倍数	数值孔径	工作距离/mm
40	0.65	0.6
100	1.25	0.2

2. 目镜　又称接目镜,安装在镜筒的上端,起着将物镜所放大的物像进一步放大的作用。每个目镜一般由两个透镜组成,在上、下两透镜(即接目透镜和会聚透镜)之间安装有能决定视野大小的金属光阑——视场光阑,此光阑的位置即物镜所放大实像的位置,故可将一小段头发粘附在光阑上作为指针,用以指示视野中的某一部分供他人观察。另外,还可在光阑的上面安装目镜测微尺。每台显微镜通常配置2~3个不同放大倍率的目镜,常见的有5×、10×和15×(×表示放大倍数)的目镜,可根据不同的需要选择使用,最常使用的是10×目镜。目镜一般可按与物镜放大倍数的乘积为物镜数值孔径的500~700倍来选择,最大也不要超过1000倍。目镜的放大倍数过大,反而影响观察效果。

3. 聚光器　位于载物台通光孔的下方,由聚光镜和光圈构成,其主要功能是将光线集中到所要观察的标本上。聚光镜由2~3个透镜组合而成,其作用相当于一个凸透镜,可将光线汇集成束。在聚光器的左下方有一调节螺旋可使其上升或下降,从而调节光线的强弱,升高聚光器可使光线增强;反之则光线变弱。

光圈也称为彩虹阑或孔径光阑,位于聚光器的下端,是一种能控制进入聚光器的光束大小的可变光阑。它由十几张金属薄片组合排列而成,其外侧有一小柄,可使光圈的孔径开大或缩小,以调节光线的强弱。在光圈的下方常装有滤光片框,可放置不同颜色的滤光片。

光源射出的光线通过聚光器汇聚成光锥照射到标本上,增强照明度和营造适宜的光锥角度,提高物镜的分辨率。聚光器由聚光镜和虹彩光圈(iris diaphragm)组成,聚光镜由透镜组成,其数值孔径可大于1,当使用数值孔径大于1的聚光镜时,需在聚光镜和载玻片之间加香柏油,否则数值孔径只能达到1.0。虹彩光圈由薄金属片组成,中心形成圆孔,推动把手可随意调整透进光的强弱。调节聚光镜的高度和虹彩光圈的大小,可得到适当的光照和清晰的图像。

4. 反光镜　位于聚光镜的下方,可向各方向转动,能将来自不同方向的光线反射到聚光器中。反光镜有两个面,一面为平面镜,另一面为凹面镜。凹面镜有聚光作用,适于在较弱光和散射光下使用;光线较强时则选用平面镜(现在有些新型的光学显微镜都自带光源,而没有反光镜;有的二者都配置)。

【材料】

1. 标本　细菌三种形态的染色标本。

2. 器材　显微镜、香柏油、乙醇-乙醚混合液、擦镜纸、吸水纸等。

【操作步骤】

1. 观察前的准备　将显微镜从显微镜柜或镜箱内拿出时,要用右手紧握镜臂,左手托住镜座,平稳地将显微镜搬运到实验桌上。将显微镜放在自己身体的左前方,离桌子边缘

10cm左右,右侧可放记录本或绘图纸。

2. 调节光照　不带光源的显微镜利用灯光或自然光通过反光镜来调节光照,光线较强的天然光源宜用平面镜;光线较弱的天然光源或人工光源宜用凹面镜,但不能用直射阳光,直射阳光会影响物像的清晰度并刺激眼睛。

转动转换器,将10×物镜转入光孔,同时使物镜的前端与载物台保持2cm的距离。将聚光器上的彩虹阑打开到最大位置,用左眼观察目镜中视野的亮度,转动反光镜,直至视野的光照最明亮、最均匀。自带光源的显微镜通过调节电流旋钮来调节光照强弱。凡检查染色标本时,光线应强;检查未染色标本时,光线不宜太强,如用改良牛鲍氏计数板进行细胞计数时,应将光源调小,而将光阑调大。可通过扩大或缩小光圈、升降聚光器、旋转反光镜调节光线。

3. 调节瞳距　根据自身双眼瞳孔的间距,左右拉伸镜筒调节瞳距。

4. 将待观察的样品制作成临时或永久装片,放在载物台上,用弹簧夹固定,有盖玻片的一面朝上。移动推进器,调整待检样品至通光孔的中心。

5. 低倍镜观察　镜检任何标本都应养成先用低倍镜观察的习惯。因为低倍镜视野较大,易于发现目标和确定检查的位置。转动粗调节螺旋使物镜调至接近标本处,用目镜观察,同时用粗调节螺旋慢慢下降载物台,直至物像出现,再用细调节螺旋使物像清晰为止。用推动器移动标本片,找到合适的目的像并将之移到视野中央进行观察。

6. 高倍镜观察　在低倍镜观察的基础上转换成高倍镜。对于较好的显微镜,低倍、高倍镜头是同焦的。在转换物镜时要从侧面观察,避免镜头与玻片相撞。然后从目镜观察,调节光照使亮度适中,缓慢调节粗调节螺旋,慢慢下降载物台直至物像出现,再用细调节螺旋调至物像清晰为止,找到需观察的部位,移至视野中央,并准备用油镜观察。

7. 油镜观察

(1)用高倍镜找到所需观察的目的像,并将需要进一步放大的部分移至视野中央。

(2)由于油镜所需的光线强,将聚光器升至最高位置并将光圈调至最大。

(3)转动物镜转换盘,移开高倍镜,在玻片标本上需观察的部位(或载玻片的正面,相当于通光孔的位置)滴一滴香柏油(折光率1.51)或石蜡油(折光率1.47)作为介质,然后在眼睛的注视下,使油镜转至工作状态,防止镜头与玻片相撞,并且油镜的下端镜面一般应正好浸在油滴中。

(4)左眼注视目镜中,同时小心而缓慢地转动细调节螺旋(注意:这时只能使用细调节螺旋,千万不要使用粗调节螺旋)使镜头微微上升(或使载物台下降),直至视野中出现清晰的物像。操作时不要反方向转动细调节螺旋,以免因镜头下降而压碎标本或损坏镜头。

(5)油镜使用完后,必须及时将镜头上的油擦拭干净。操作时先将油镜升高1cm,并将其转离通光孔,先用干擦镜纸揩擦一次,把大部分的油去掉,再用沾有少许清洁剂或二甲苯的擦镜纸擦一次,最后再用干擦镜纸揩擦一次。至于玻片标本上的油,如果是有盖玻片的永久制片,可直接用上述方法擦干净;如果是无盖玻片的标本,则载玻片上的油可用拉纸法揩擦,即先把一小张擦镜纸盖在油滴上,再往纸上滴几滴清洁剂或二甲苯,趁湿将纸往外拉,如此反复几次即可擦干净。

8. 观察完后复原　将各部分还原,转动物镜转换器,使物镜头不与载物台通光孔相对,而是成八字形放置,再将载物台下降至最低,降下聚光器,反光镜与聚光器垂直,最后用柔软纱布清洁载物台等机械部分,然后将显微镜放回镜箱中。

【注意事项】

1. 取用显微镜时,应一手紧握镜臂,一手托住镜座,不要用单手提拿,以免目镜或其他零部件滑落。

2. 在使用镜筒直立式显微镜时,镜筒倾斜的角度不能超过45°,以免重心后移使显微镜倾倒。在观察带有液体的临时装片时,不要使镜筒倾斜,以免由于载物台的倾斜而使液体流到显微镜上。

3. 不可随意拆卸显微镜上的零部件,以免发生损坏、丢失或使灰尘落入镜内。

4. 显微镜的光学部件不可用纱布、手帕、普通纸张或手指揩擦,以免磨损镜面,需要时只能用擦镜纸轻轻擦拭。机械部分可用纱布等擦拭。

5. 在任何时候,特别是使用高倍镜或油镜时,都不要一边在目镜中观察,一边下降镜筒(或上升载物台),以避免镜头与玻片相压,损坏镜头或玻片标本。

6. 观察标本时,必须依次用低、高倍镜,最后用油镜。当目视接目镜时,特别是在使用油镜时,切不可使用粗调节螺旋,以免压碎玻片或损伤镜面。

7. 显微镜使用完后应及时复原。先升高镜筒(或下降载物台),取下玻片标本,使物镜转离通光孔。如镜筒、载物台是倾斜的,应恢复直立或水平状态。然后下降物镜(或上升载物台),使物镜与载物台相接近。垂直反光镜,下降聚光器,关小光圈,最后放回镜箱中锁好。

8. 在利用显微镜观察标本时,要养成两眼同时睁开,双手并用(左手操纵调焦螺旋,右手操纵标本移动器)的习惯,必要时应一边观察一边计数或绘图记录。

9. 油镜使用完一定要及时擦拭镜头。

【思考题】

1. 油镜与普通物镜在使用方法上有何不同? 应特别注意些什么?

2. 使用油镜时,加香柏油的目的是什么?

3. 镜检标本时,为什么先用低倍镜观察,而不是直接用高倍镜或油镜观察?

4. 绘出细菌的几种基本形态。

实验二　荧光显微镜

荧光是一种冷光源,没有温度,没有辐射。荧光可分为生物荧光(生物体发出的荧光)、化学荧光(如磷氧化发出的荧光)、放射荧光(放射性物质产生的荧光)和光化荧光(光源激发产生的荧光)。

荧光显微镜(fluorescence microscope)是利用"光化荧光"原理设计制造的显微镜。它利用一定波长的光激发标本产生不同颜色的荧光,再通过物镜和目镜的放大作用来显示标本中的某些化学成分和细胞组分,在医学研究和临床检验中得到了广泛的应用。

【目的】

1. 熟悉荧光显微镜的主要构造及原理。
2. 掌握荧光显微镜的使用方法。

【原理】

某些物质受紫外线照射时可发出荧光,这种物质称为荧光物质。这些物质细胞内含有少数天然荧光物质,如叶绿素、血红素、维生素、脂褐素、核黄素等,经紫外线照射后可自发产生荧光,也称固有荧光;还有些细胞成分虽然受照射后不发荧光,但可以用荧光物质或荧光染料(如酸性品红、甲基绿、吖啶橙等)处理标本使其有选择性地带上荧光染料,经紫外线照射后可诱发荧光,称为继发荧光。荧光染料对光的吸收有高度的选择性,其荧光发射也有一定的范围。如吖啶橙的吸收峰在405nm,发射波长为530~630nm,最高峰在565nm,如要获得比较强的荧光,需要选用与之匹配的滤片。表4-2列出了常用荧光染料的应用范围。

荧光显微镜具特殊光源(多为紫外光光源),可提供足够强度和波长的激发光,诱发荧光物质发出荧光。在视场中所观察到的图像,主要是样品的荧光映像。

表4-2 荧光染料的应用范围

荧光染料	激发光源	应用范围	显色
吖啶橙	蓝光	细胞核	细胞核呈橙色、细胞质无色
荧光增白剂	蓝紫光	植物细胞壁	细胞壁呈黄绿色
二丙酸酯荧光素	蓝紫光	细胞脂酶	活细胞质呈黄绿色
H33253	蓝紫光	DNA	蓝绿色

【分类】

荧光显微镜就其光路而言,可以分为透射式荧光显微镜和落射式荧光显微镜两种。

透射式荧光显微镜:激发光来自被检物体的下方,聚光镜为暗视野聚光镜,使激发光不进入物镜,而使荧光进入物镜。它在低倍情况下明亮,而高倍情况下则暗,在油镜中调焦时,较难操作,尤以低倍的照明范围难以确定,但能得到很暗的视野背景。其优点是低倍镜时荧光强,缺点是随放大倍数的增加荧光减弱。透射式不适用于非透明的被检物体,仅适用于观察较大的标本材料。

落射式荧光显微镜:新型的荧光显微镜多为落射式,光源来自被检物体的上方,在光路中具有分光镜,所以对透明和不透明的被检物体都适用。由于物镜起了聚光镜的作用,不仅便于操作,而且从低倍到高倍,可以实现整个视场的均匀照明。这种显微镜的关键结构是双光束分光反射镜,它可以起到激发滤片和阻断滤片的双重作用。此种荧光显微镜的优点是视野照明均匀,成像清晰,放大倍数愈大荧光愈强。

荧光显微镜与普通光学显微镜的结构基本相同,主要区别在于光源和滤光片不同。荧光显微镜由光源、滤色系统和光学系统等主要部件组成。

1. 光源 现在多采用 200W 的超高压汞灯作光源。超高压汞灯由石英玻璃制成,中间呈球形,内充一定量的汞,工作时由两个电极间放电,引起水银蒸发,球内气压迅速升高,当水银完全蒸发时,可达 50～70 个标准大气压,这一过程一般需 5～15min。超高压汞灯的发光是电极间放电使水银分子不断解离和还原的过程中发射光量子的结果。超高压汞灯发射很强的紫外和蓝紫光,足以激发各类荧光物质,因此为荧光显微镜普遍采用。由于荧光显微镜普遍采用超高压汞灯散发大量热能,因而灯室必须有良好的散热条件,工作环境的温度也不宜太高。超高压汞灯(100W 或 200W)光源的电路包括变压、镇流、启动几个部分。在灯室上有调节灯泡发光中心的系统,灯泡球部后面安装有镀铝的凹面反射镜,前面安装有集光透镜。

2. 滤色系统 滤色系统是荧光显微镜的重要部位,由激发滤板和压制滤板组成。对于滤板型号,各厂家的名称常不统一。滤板一般都以基本色调命名,前面字母代表色调,后面字母代表玻璃,数字代表型号特点。如德国产品(Schott)BG12,就是一种蓝色玻璃,B 是蓝色(Blue)的第一个字母,G 是玻璃(Glass)的第一个字母;我国产品的名称已统一用拼音字母表示,如相当于 BG12 的蓝色滤板名为 QB24,Q 是青色(蓝色)拼音的第一个字母,B 是玻璃拼音的第一个字母。不过有的滤板也可以透光分界滤长命名,如 K530,就是表示压制滤长 530nm 以下的光而透过 530nm 以上的光。还有的厂家的滤板完全以数字命名,如美国 Corning 厂的 NO:5-58,即相当于 BG12。

(1)激发滤板:根据光源和荧光色素的特点,可选用以下三类激发滤板提供一定波长范围的激发光。① 紫外光激发滤板可使 400nm 以下的紫外光透过,阻挡 400nm 以上的可见光通过。常用型号为 UG-1 或 UG-5,外加一块 BG-38,以除去红色尾波。② 紫外蓝光激发滤板可使 300～450nm 范围内的光通过。常用型号为 ZB-2 或 ZB-3,外加 BG-38。③ 紫蓝光激发滤板可使 350～490nm 的光通过。常用型号为 QB24(BG12)。最大吸收峰在 500nm 以上的荧光素(如罗达明色素)可用蓝绿滤板(如 B-7)激发。近年开始采用金属膜干涉滤板,由于针对性强,波长适当,因而激发效果较玻璃滤板更好。如西德 Leitz 厂的 FITC 专用 KP490 滤板和罗达明的 S546 绿色滤板,均远比玻璃滤板效果好。激发滤板分薄、厚两种,一般暗视野选用薄滤板,亮视野可选用厚一些的。选择激发滤板的基本要求以获得最明亮的荧光和最好的背景为准。

(2)压制滤板:位于标本与目镜之间,可把剩余的紫外线吸收掉,只让激发出的荧光通过,这样既有利于增强反差,又可保护眼睛免受紫外线的损伤。压制滤板的作用是完全阻挡激发光通过,提供相应滤长范围的荧光。与激发滤板相对应,常用以下 3 种压制滤板:① 紫外光压制滤板可通过可见光,阻挡紫外光通过,能与 UG-1 或 UG-5 组合,常用 G-3K430 或 GG-6K460。② 紫蓝光压制滤板能通过 510nm 以上滤长的荧光(绿到红),能与 BG-12 组合,常用 OG-4K510 或 OG-1K530。③ 紫外紫光压制滤板能通过 460nm 以上波长的荧光(蓝到红),可与 BG-3 组合,常用 OG-11K470,AK 490,K510。

3. 反光镜 反光镜的反光层一般是镀铝的,因为铝对紫外光和可见光的蓝紫区吸收少,反射率达 90% 以上,而银的反射率只有 70%。一般使用平面反光镜。

4. 聚光镜 专为荧光显微镜设计制作的聚光器是用石英玻璃或其他透紫外光的玻璃

制成的,分明视野聚光器、暗视野聚光器和相差荧光聚光器。

（1）明视野聚光器:在一般荧光显微镜上多用明视野聚光器,它具有聚光力强、使用方便的优点,特别适用于低、中倍放大的标本观察。

（2）暗视野聚光器:暗视野聚光器在荧光显微镜中的应用日益广泛。由于激发光不直接进入物镜,因而除散射光外,激发光也不进入目镜,可以使用薄的激发滤板,增强激发光的强度;压制滤板也可以很薄,因紫外光激发时,可用无色滤板(不透过紫外光)而仍然产生黑暗的背景,从而增强荧光图像的亮度和反衬度,提高图像的质量,使观察舒适,可能会发现亮视野难以分辨的细微荧光颗粒。

（3）相差荧光聚光器:相差聚光器与相差物镜配合使用,可同时进行相差和荧光联合观察,既能看到荧光图像,又能看到相差图像,有助于荧光的定位准确。一般荧光观察很少需要这种聚光器。

5. 物镜　各种物镜均可应用,但最好用消色差的物镜,因其自体荧光极微且透光性能(波长范围)适合于荧光。由于图像在显微镜视野中的荧光亮度与物镜数值孔径的平方成正比,而与其放大倍数成反比,所以为了提高荧光图像的亮度,应使用数值孔径大的物镜,在高倍放大时其影响尤其明显。因此对荧光不够强的标本,应使用数值孔径大的物镜,配合放大倍数尽可能低的目镜(4×,5×,6.3×等)。

6. 目镜　在荧光显微镜中多用低倍目镜,如5×和6.3×。过去多用单筒目镜,因为其亮度比双筒目镜高一倍以上,但目前研究型荧光显微镜多用双筒目镜,方便观察。

7. 落射光装置　新型的落射光装置是从光源来的光射到干涉分光滤镜后,波长短的部分(紫外和紫蓝)由于滤镜上镀膜的性质而反射,当滤镜对向光源呈45°倾斜时则垂直射向物镜,经物镜射向标本使之受到激发,这时物镜直接起聚光器的作用。同时,波长长的部分(绿、黄、红等)对滤镜是可透的,因此不向物镜方向反射,滤镜起激发滤板的作用。由于标本的荧光处在可见光长波区,可透过滤镜而到达目镜,荧光图像的亮度随着放大倍数的增大而提高,在高放大时荧光强度比透射光源强。落射光装置除具有透射式光源的功能外,更适用于不透明及半透明标本,如厚片、滤膜、菌落、组织培养标本等的直接观察。近年研制的新型荧光显微镜多采用落射光装置,故称之为落射荧光显微镜。

【材料】

1. 标本　水绵、花蕾、洋葱。

2. 试剂　0.01% 吖啶橙。

3. 器材　荧光显微镜、培养皿、染缸、刺血针、载玻片、盖玻片等。

【操作步骤】

1. 荧光显微镜操作　选择开启光源,开启显微镜汞灯;根据样品标记的荧光素选择相应的滤光片;放好样品,找到合适的视野;使用结束后,关闭所有电源并做好使用记录。

2. 自发荧光的观察

（1）制作水绵临时装片:选择蓝色激发滤板和橙色阻断滤板,观察水绵叶绿体发出的荧光。

（2）针刺法制人血标本:采血前用70%乙醇棉球消毒人的指腹或耳垂,干后用采血针刺破指腹或耳垂的皮肤,挤出第二滴血置于载玻片的一端,再取另一张边缘光滑的载玻片,置于血滴的前缘,先向后稍微移动轻轻触及血滴,使血液沿玻片端展开成线状,两玻片的角度以 30°～45°为宜(角度过大则血膜较厚,角度过小则血膜薄),轻轻将玻片向前推进,即涂成血液薄膜。注意推进时速度要一致,否则血膜呈波浪形,厚薄不均匀。选择蓝色激发滤板和橙色阻断滤板,观察血细胞发出的荧光。

（3）制作植物花粉粒的临时装片:观察其自发荧光。

3．继发荧光的观察

（1）取洋葱内表皮细胞置于载玻片上,用 0.01% 吖啶橙染色 10min 后吸去染料,加生理盐水,盖上盖玻片,观察其继发荧光。

（2）用一根消毒牙签在实验者口腔内壁轻轻刮取黏膜上皮细胞,将其涂在载玻片上。用 95% 乙醇固定 5min,0.01% 吖啶橙染色 10min 后吸去染料,置 pH6 磷酸缓冲液中漂洗 1min,选用紫蓝色激发滤板,在荧光显微镜下观察其继发荧光。细胞核 DNA 呈亮绿色→黄绿色荧光,细胞质和核仁的 RNA 呈橘红色荧光。

【注意事项】

1．严格按照荧光显微镜出厂说明书要求进行操作,不要随意改变程序。

2．观察对象必须是可自发荧光或已被荧光染料染色的标本。

3．载玻片、盖玻片及镜油应不含自发荧光杂质。

4．在调整光源时应戴上防护眼镜,以防止紫外线对眼睛的损害。

5．荧光几乎都较弱,故应在较暗的室内进行。荧光标本一般不能长久保存,时间久了荧光会逐渐减弱,因此标本染色后应立即观察,如有条件应先照相存档,再仔细观察标本。若将标本放在聚乙烯塑料袋中 4℃保存,可延长荧光减弱时间。检查时间每次以 1～2h 为宜,若超过 90min,超高压汞灯发光强度会逐渐下降,荧光减弱,而且标本受紫外线照射 3～5min 后,荧光也明显减弱,所以检查时间最多不得超过 2～3h。

6．荧光显微镜光源寿命有限,标本应集中检查,以节省时间,保护光源。天热时应加电扇散热降温,新换灯泡应从开始就记录使用时间。点燃超高压汞灯 5～15min,待光源发出强光稳定后再开始观察标本;启动高压汞灯后,不得在 15min 内将其关闭,一经关闭必须待汞灯冷却后方可再开启。严禁频繁开闭,否则会大大降低汞灯的寿命。电源最好装稳压器,电压不稳不仅会降低汞灯的寿命,也会影响镜检的效果。暂时不观察时,应用挡板遮盖激发光,既可避免对标本不必要的长时间照射,又减少了开闭汞灯的频率和次数。

【思考题】

1．简述荧光显微镜的构造及原理。

2．简述荧光显微镜的使用注意事项。

实验三　倒置显微镜

倒置显微镜(inverted microscope)的组成和普通显微镜一样,只不过物镜与照明系统颠倒,物镜在载物台之下,照明系统在载物台之上,用于观察培养的活细胞,具有相差物镜。

【目的】

1. 熟悉倒置显微镜的主要构造特点。

2. 掌握倒置显微镜的使用方法。

3. 掌握倒置显微镜的维护方法。

【操作步骤】

1. 倒置显微镜最常用的观察方法就是相差。这种方法不要求染色,是观察活细胞和微生物的理想方法。

2. 开机　接电源,打开镜体下端的电控开关。

3. 使用

(1)准备:将待观察对象置于载物台上,旋转三孔转换器,选择较小的物镜观察,并调节双目目镜至舒适位置。

(2)调节光源:推拉调节镜体下端的亮度调节器至适宜,通过调节聚光镜下面的光栅来调节光源的大小。

(3)调节像距:转动三孔转换器选择合适倍数的物镜,更换并选择合适的目镜;同时调节升降以消除或减小图像周围的光晕,提高图像的衬度。

(4)观察:通过目镜观察,调整载物台,选择观察视野。

4. 关机　取下观察对象,推拉光源亮度调节器至最暗。关闭镜体下端的开关,并断开电源。旋转三孔转换器,使物镜镜片置于载物台下侧,防止灰尘的沉降。

【注意事项】

1. 所有镜头表面必须保持清洁,落在镜头表面的灰尘,可用洗耳球吹去,也可用软毛刷轻轻地掸掉。

2. 当镜头表面沾有油污或指纹时,可用脱脂棉蘸少许无水乙醇和乙醚的混合液(3:7)轻轻擦拭。

3. 任何液体均不能溅到显微镜上,如果溅上,应立即将主开关拨到"O",拔下电源线,然后擦去溅到物镜上和物镜下的液体。

4. 除镜头外,不能用有机溶液擦拭其他部件表面,特别是塑料零件,可用软布蘸少量中性洗涤剂擦拭。

5. 在任何情况下操作人员都不能用棉团、干布块或干镜头纸擦拭镜头表面,否则会刮伤镜头表面,严重损坏镜头,也不能用水擦拭镜头,这样会在镜头表面残留水渍,易使霉菌滋生而严重损坏显微镜。

6. 仪器工作的间歇,为了防止灰尘进入镜筒或透镜表面,可将目镜留在镜筒上,或盖上防尘塞,或用防尘罩将仪器罩住。

7. 一定要轻柔转动光强调节开关,不要试图将旋钮转过终点位置,使用后一定要先将灯的强度调至最小,再关电源。

8. 显微镜尽可能不移动,若需移动应轻拿轻放,避免碰撞。

9. 不允许随意拆卸仪器,特别是中间的光学系统和重要的机械部件,以免降低仪器的使用性能。

10. 不可频繁开关。

【思考题】

倒置显微镜与普通光学显微镜有什么区别？

实验四　其他显微镜

显微镜按显微原理可分为光学显微镜与电子显微镜。其中光学显微镜的种类很多,除了普通光学显微镜、荧光显微镜、倒置显微镜,还有相差显微镜、暗视野显微镜、激光扫描共聚焦显微镜等。

【目的】

1. 熟悉相差显微镜的主要原理及构造。
2. 熟悉暗视野显微镜的主要原理及构造。
3. 熟悉电子显微镜的主要原理及构造。

一、相差显微镜

相差显微镜(phase contrast microscope)能观察到透明样品的细节,适用于对活体细胞生活状态下的生长、运动、增殖情况及细微结构的观察。活细胞和未染色的生物标本,因细胞各部细微结构的折射率和厚度不同,光波通过时波长和振幅并不发生变化,仅相位发生变化,而这种变化是人眼无法观察到的。相差显微镜通过改变这种相位差,利用光的衍射和干涉现象,把相差变为振幅差以观察活细胞和未染色的标本。

【原理】

在人的视觉中,波长的变化表现为颜色的不同,振幅的变化变现为明暗不同,而相位的变化则是肉眼感觉不到的,即人眼只能区分光波的波长(颜色)和振幅(亮度),不能区分相位。当光线通过无色透明的生物标本时,波长和振幅变化不大,只有相位发生了变化,因此在明场观察时很难观察到标本。

当照明光线通过活细胞时,虽然波长及振幅没有明显的变化,但由于细胞的各部分及细胞与周围介质之间折射率有所差别,光线通过各种界面时一部分直接通过细胞称为直射光,另一部分变为衍射光,衍射光与直射光的波长一致,但相位比直射光大约推迟 1/4 个波长(λ)。从标本某一点发出的直射光和衍射光经物镜会聚后,在物镜的像场交于一点,衍射光与直射光就会发生干涉而形成合成光。合成光的波长仍和原来相同,但振幅为两束光的几何叠加。相差显微镜利用光的衍射和干涉特性,在光学系统中增加了特殊装置:在聚光镜上加了一个环状光阑,在物镜后焦面上加了一个相板,可利用被检物体的光程差进行镜检,有效利用光的干涉现象,将人眼不可分辨的相位差变为可分辨的振幅差,因此可以观察无色透明的物质,使活体细胞的观察更为便利。改变相位由相板完成。如果推迟直射光的

相位 0.25λ ,则直射光和衍射光的相位相同,发生相长干涉,合成光将比直射光明亮,成为负反差。如果推迟衍射光的相位 0.25λ ,则直射光比衍射光超前 0.5λ ,这时发生相消干涉,合成光比直射光暗,成为正反差。

相差显微镜有以下一些特殊的装置而有别于明视野显微镜。

1. 相差聚光镜   位于镜台之下,由聚光镜和环状光阑(ring slit)构成。环状光阑装在聚光镜的下方,与聚光镜组合为相衬聚光镜。环状光阑使直射光成筒状射向标本面,然后在物镜后焦面聚焦形成一个光环,在标本面上发散的衍射光在到达物镜后焦面时不能聚焦成光环,而是分散在光环之外,这样使直射光和衍射光在后焦面被分开。环状光阑装配在一个可旋转的转盘上,外面标有 10×、20×、40×、100× 等字样,按需要调转使用。环状光阑的环宽与直径各不相同,与不同放大率的相差物镜内的相板相匹配,不可滥用。

2. 相差物镜(phase contrast objective)   为相差显微镜中特有的装置。在相差物镜的后焦面上装有种类不同的相板(phase plate),相板分为两部分,一是通过直射光的部分,为半透明的环状,叫共轭面(conjugate area);另一是通过衍射光的部分,叫补偿面(complementary area)。相差物镜可分为 10×、20×、40×、100× 等几种物镜。根据相板不同可分为明反差(bright contrast)物镜和暗反差(dark contrast)物镜。镜头外部注有"PH""NH""NM"等。

3. 对中目镜(centering telescope)   为一简单望远镜,可插入镜筒观察相板的共轭圈与光阑的合轴程度。

4. 绿色滤片(green filter)   从色差消除情况来看,相差显微镜的种类多属消色差物镜。消色差物镜的最佳清晰范围的光谱区为 510~630nm,要提高相差显微镜的性能,最好用波长范围小的单色光照明,即接近物镜最清晰范围波长的光线进行照明。所以使用相差物镜时,在光路上加用透射光线波长为 500~600nm 的绿色滤片,使光线中的红光和蓝光被吸收,只透过绿光,可提高物镜的分辨能力。同时,绿色滤片兼有吸热的作用,以利于活体观察。

【材料】

1. 细胞培养皿。

2. 取洁净载玻片,滴一滴生理盐水,用牙签取口腔黏膜与生理盐水混匀,盖上盖玻片。

【操作步骤】

下面以观察活细胞为例,介绍相差显微镜的使用步骤:

1. 调节相差显微镜   调整好相位板,使聚光器相位板号与目镜放大倍数(相位板)相一致。再抽出接目镜,换辅助望远镜,移动辅助镜筒,同时调整聚光镜相位板,使视影中两个大小一致的光环相互吻合。然后重新换上原接目镜,即可形成相差图像。当更换不同倍数接目镜时,应按上述步骤重新调节。

2. 准备瓶皿   待观察的培养瓶(或皿)需平坦,质地均匀,透光性好。在进行观察前,应将瓶(或皿)擦干净,不得留下任何污迹。

3. 调整光线   先使用低倍镜,把照明灯虹彩光调到最小,光落于视野中央,如有偏斜可用聚光镜调节螺旋进行调节。然后打开虹彩使视野内呈均匀照明强度,同时使目的物图像达到最大限度的反差。

4. 调焦与摄影　较高级的相差显微镜视野中间有双线"十"字,调焦前应转动目镜使"十"字的双线清晰,然后用调焦旋钮调节物镜,使观察物体清晰。在照相目镜上也要采取同样步骤进行调焦。

当摄影目镜与观察焦点不一致时,应根据需要调焦,照相时应以摄影目镜为主,观察时应以观察目镜为主。

【注意事项】

1. 视场光阑与聚光器的孔径光阑必须全部开大,而且光源要强,这是因为环状光阑遮掉大部分光,物镜相板上共轭面又吸收大部分光。

2. 相差显微镜最适于观察生长在培养瓶(或皿)底部的细胞,但需配有长焦距集光器,才能观察厚度较大的培养瓶(或皿)。

3. 用相差显微镜观察细胞应注意培养瓶(或皿)的厚度、均匀性、清洁度等。经标准化生产出来的培养瓶(或皿)成像效果较好。反复刷洗的玻璃或塑料器皿会严重影响分辨率。

4. 气温较低时,如显微镜观察处与室温温差较大,会在培养瓶(或皿)内壁形成雾滴而影响观察清晰度,可以轻轻将培养瓶(或皿)倾斜,使瓶内培养液浸润内壁以提高观察的清晰度。

5. 若是对原代细胞培养进行相差观察,最好先换液后再观察,以去除漂浮的组织块和死细胞,提高相差像的质量。

6. 不同型号的光学部件不能互换使用。

7. 如使用载玻片、盖玻片,其厚度应标准,不能过薄或过厚。

8. 标本是切片时,切片不能太厚,一般以 $5 \sim 10 \mu m$ 为宜,否则会引起其他光学现象,影响成像质量。

二、暗视野显微镜

暗视野显微镜(dark field microscope)又叫超显微镜(ultramicroscope),其聚光镜中央有挡光片,使照明光线不直接进入物镜,只允许被标本反射和衍射的光线进入物镜,因而视野的背景是黑的,物体的边缘是亮的。利用这种显微镜能看到小至 $4 \sim 200nm$ 的微粒子,分辨率可比普通显微镜高 50 倍。暗视野显微镜用来观察未染色的透明样品。这些样品因为具有和周围环境相似的折射率,不易在一般明视野下看清楚,利用暗视野可提高样品与背景间的对比,常用于苍白螺旋体的检查,对早期梅毒的诊断有十分重要的意义。

【原理】

利用丁达尔效应:当一束光线透过黑暗的房间,从垂直于入射光的方向可以观察到空气里出现的一条光亮的灰尘"通路"。暗视野显微镜在普通光学显微镜上换装暗视野聚光器后,由于该聚光器内部抛物面结构的遮挡,照射在待检物体表面的光线不能直接进入物镜和目镜,仅散射光能通过,因而视野是黑暗的。暗视野显微镜由于不将透明光直接射入观察系统,无物体时视野暗黑,不可能观察到任何物体;当有物体时,物体衍射回的光与散射光等在暗的背景中明亮可见。在暗视野观察物体,照明光大部分被折回,由于物体(标本)所在的位置结构、厚度不同,因而光的散射性、折光性等都有很大的变化。

【操作步骤】

1. 安装暗视野聚光器。

2. 选用强光源,一般用显微镜照明灯,以防止直射光线进入物镜。

3. 在聚光器和玻片之间加一滴香柏油,以避免照明光线于聚光镜上进行全反射,达不到被检物体而得不到暗视野照明。

4. 进行中心调节,即水平移动聚光器,使聚光器的光轴与显微镜光轴严格位于一条直线上。升降聚光器,将聚光镜的焦点对准待检物。

5. 选用与聚光器相应的物镜,调节焦距,按普通显微镜的方法操作。

【注意事项】

载玻片、盖玻片的厚度必须符合要求,且无划痕与灰尘。

三、电子显微镜

自 1931 年第一台电子显微镜发明以来,由于其分辨本领远胜于光学显微镜,因而得到越来越广泛的应用。其最大放大倍率超过 1500 万倍。

【原理】

电子显微镜(electron microscope)是利用高速运动的电子束来代替光波的一种显微镜。光学显微镜下只能清楚地观察大于 $0.2\mu m$ 的结构。小于 $0.2\mu m$ 的结构称为亚显微结构(submicroscopic structures)或超微结构(ultramicroscopic structures),要想看清楚这些更为细微的结构,就必须选择波长更短的光源以提高显微镜的分辨率。电子束的波长要比可见光和紫外光短得多,并且电子束的波长与发射电子束的电压平方根成反比,也就是说电压越高波长越短,因此电子显微镜的分辨率远高于光学显微镜,目前可达 $0.2nm$,放大倍数可达80 万倍。

电子显微镜的基本结构包括镜筒、真空系统和电源柜三部分。镜筒主要由电子枪、电子透镜、样品架、荧光屏和照相机构等部件,自上而下装配成一个柱体;真空系统包括机械真空泵、扩散泵和真空阀门三部分,并通过抽气管道与镜筒相连接;电源柜由高压发生器、励磁电流稳流器和各种调节控制单元组成。

电子透镜是电子显微镜镜筒中的关键部件。现代电子显微镜大多采用电磁透镜,由稳定的直流励磁电流通过带极靴的线圈产生强磁场使电子聚焦。

电子枪的作用是发射并形成速度均匀的电子束,由灯丝(阴极)、栅极和加速极(阳极)构成。阴极管发射的电子通过栅极上的小孔形成射线束,经阳极电压加速后射向聚光镜,起到对电子束加速、加压的作用。使用中加速电压的稳定度要求不低于万分之一。

电子显微镜按结构和用途可分为透射式电子显微镜、扫描式电子显微镜、反射式电子显微镜和发射式电子显微镜等。其中生物学研究中使用最为广泛的是透射式和扫描式电子显微镜,前者常用于观察普通显微镜所不能分辨的细微物质结构,后者主要用于观察固体表面的形貌。

（一）透射式电子显微镜

透射式电子显微镜（transmission electron microscope，TEM）的组件包括：

1. 电子枪　发射电子，由阴极、栅极、阳极组成。

2. 聚光透镜　即电子透镜，将电子束聚集，可用于控制照明强度和孔径角。

3. 样品室　放置待观察的样品，并装有旋转台，用以改变试样的角度，还装配有加热、冷却等设备。

4. 物镜　为放大率很高的短距透镜，作用是放大电子像。物镜是决定透射电子显微镜分辨能力和成像质量的关键。

5. 中间镜　为可变倍的弱透镜，作用是对电子像进行二次放大。通过调节中间镜的电流，可选择物体的像或电子衍射图来进行放大。

6. 透射镜　为高倍的强透镜，用于将二次放大后的中间像进一步放大后在荧光屏上成像。

7. 二级真空泵　对样品室抽真空。

8. 照相装置　用以记录影像。

由于电子易散射或被物体吸收，穿透力低，样品的密度、厚度等都会影响最后的成像质量，因而必须制备更薄的超薄切片，通常为 50～100nm。通常用薄切片法或冷冻蚀刻法制备样品：

1. 薄切片法　通常以锇酸和戊二醛固定样品，以环氧树脂包埋，以热膨胀或螺旋推进的方式推进样品切片，切片厚度 20～50nm，采用重金属盐染色以增大反差。

2. 冷冻蚀刻法　亦称冰冻断裂法。将标本置于 −100℃ 的干冰或 −196℃ 的液氮中冰冻后，以冷刀急速断开标本。断裂的标本升温后，冰在真空条件下迅即升华，暴露出断面结构，称为蚀刻。蚀刻完成后，向断面以 45° 喷涂一层蒸气铂，再以 90° 喷涂一层碳加强反差和强度。然后用次氯酸钠溶液处理样品，剥下碳和铂的膜（称为复膜），显示标本蚀刻面的形态。在电镜下观察得到的影像即代表标本中细胞断裂面处的结构。

（二）扫描式电子显微镜

扫描式电子显微镜（scanning electron microscope，SEM）于 20 世纪 60 年代问世，目前分辨率可达 6～10nm。其工作原理是由电子枪发射的精细聚焦电子束经两级聚光镜、偏转线圈和物镜射到样品上，扫描样品表面并激发出次级电子，次级电子的产生量与电子束入射角有关，即与样品的表面结构有关。次级电子经探测体收集后，由闪烁器转换为光信号，再经光电倍增管和放大器转变为电信号来控制荧光屏上电子束的强度，显示出与电子束同步的扫描图像。图像为立体形象，反映了标本的表面结构。

扫描电镜的标本在检验前需进行固定、脱水处理，再喷涂上一层重金属微粒，重金属在电子束的轰击下发出次级电子信号。

【思考题】

1．简述相差显微镜的特点。

2．简述暗视野显微镜的特点。

3．简述电子显微镜的特点。

（杨勇　冯萍）

第五章　细胞计数及常用细胞染色技术

实验一　细胞计数板的应用

　　熟练使用改良牛鲍血细胞计数板(improved Neubauer hemocytometer)进行血细胞计数是临床检验最常用的基本方法之一,虽然目前已有各种血细胞分析仪,但该方法经典、实用,仍广泛用于临床检验和科研实践中。

【目的】

　　掌握改良牛鲍血细胞计数板的结构与使用方法。

【原理】

　　将一定稀释倍数的血液或体液混匀后滴入具有紧密划分刻度和固定体积的改良牛鲍血细胞计数板中,选定特定的区域,在显微镜下计数该区域内的细胞,再乘以稀释倍数,即可得到单位体积内的细胞数。

【材料】

　　1. 标本　EDTA 盐抗凝血 1 管。

　　2. 试剂　白细胞稀释液、红细胞稀释液。

　　3. 器材　改良牛鲍血细胞计数板、盖玻片、普通光学显微镜、小玻璃棒或乳胶吸头、微量吸管、试管及试管架、洗耳球与吸管、无菌优质纸巾与绸布。

　　改良牛鲍血细胞计数板由优质厚玻璃制成,每块计数板由 H 形凹槽分为两个相同的计数池,计数池两边各有一条支持柱,比计数池平面高出 0.1mm。将特制的专用盖玻片盖在支持柱上,就可在盖玻片与计数池间形成 0.1mm 的缝隙(图 5-1 和图 5-2)。每个计数池有长、宽各 3.0mm 的方格,又被划分为大小相同的 9 个大方格,每个大方格的长、宽均为 1.0mm,面积为 1.0mm^2,体积为 0.1mm^3(μL)。中央大方格用双线划分出 25 个大小相等的中方格,每个中方格又用单线划分为 16 个大小相等的小方格,其中位于四角 4 个与正中 1 个共 5 个中方格为红细胞(RBC)或血小板(PLT)计数区。四角 4 个大方格分别用单线划分出大小相等的 16 个中方格,为白细胞(WBC)计数区(图 5-3)。

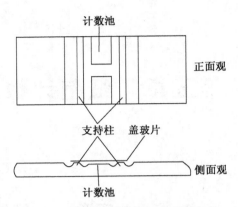

图 5-2　改良牛鲍血细胞计数板的结构

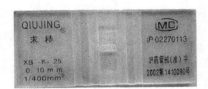

图 5-1　改良牛鲍血细胞计数板

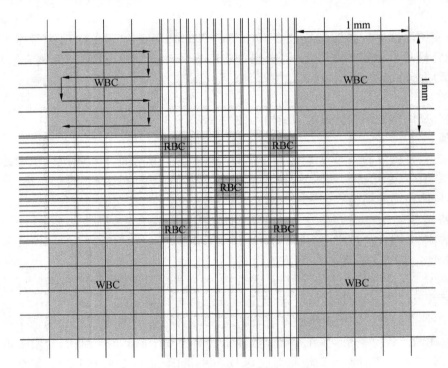

图 5-3　白细胞、红细胞计数区域

【操作步骤】

1. 准备计数板　先用流水冲洗计数板与盖玻片,并用绸布擦拭干净,然后用推压法把盖玻片从计数板下端向前平推,直至把整个计数池覆盖。

2. 稀释血液　取 2 支试管,标号 A、B,分别加入白细胞稀释液 0.38mL、红细胞稀释液 2.0mL,再各加入 EDTA 盐抗凝血 20μL、10μL,混匀后备用。在进行白细胞计数时须待红细胞完全溶解,即液体变为棕褐色后才可进行计数。

3. 充池　将计数板平置于桌面上,充分混匀 A 液,用微量吸管吸取稀释血液 10～15μL

滴入计数板与盖玻片交界处,利用虹吸作用让液体顺其间隙充满计数池,再混匀 B 液,以同样方式在另一计数池充池。静置 2~3min,待细胞下沉。也可用小玻璃棒搅拌液体后快速拉离液面,蘸取液滴后进行充池。

4. 计数　将显微镜光线亮度调亮,通过调节显微镜光栅减少光线进入量,在低倍镜下仔细观察计数板的结构(大、中、小方格)及特征,同时观察血细胞分布是否均匀。然后用低倍镜在充 A 液的计数池白细胞计数区域计数白细胞,用高倍镜在充 B 液的计数池红细胞计数区域计数红细胞。

5. 计数顺序和计数原则　计数时需遵循一定的方向逐格进行,以免重复和遗漏(图 5-4)。对压线的细胞采用数上不数下、数左不数右的原则(图 5-5)。

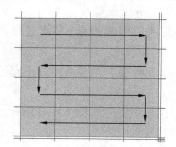

图 5-4　计数顺序

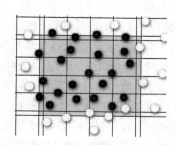

图 5-5　计数原则(计数黑点细胞,不计数白点细胞)

【结果判读】

1. 白细胞计数的换算

白细胞数/L = 4 个大方格内白细胞的总数 $\div 4 \times 10 \times 20 \times 10^6$

= 4 个大方格内白细胞的总数 $\div 20 \times 10^9$

式中:÷4——每个大方格的平均白细胞数量;

×10——1 个大方格体积为 0.1μL,换算成 1.0μL;

×20——血液稀释的倍数;

$\times 10^6$——由 μL 换算成 L。

2. 红细胞计数的换算

红细胞数/L = 5 个中方格内红细胞的总数 $\times 5 \times 10 \times 200 \times 10^6$

$\approx$ 5 个中方格内红细胞的总数 $\div 100 \times 10^{12}$

式中:×5——5 个中方格换算成 1 个大方格;

×10——1 个大方格体积为 0.1μL,换算成 1.0μL;

×200——血液稀释的倍数;

$\times 10^6$——由 μL 换算成 L。

【注意事项】

1. 改良牛鲍血细胞计数板与盖玻片

① 应保持牛鲍血细胞计数板与盖玻片清洁,切勿用手接触计数池区域。如使用血液充池,计数板与盖玻片应依次用蘸 95%(V/V)乙醇、蒸馏水的棉球擦拭,最后用清洁纱布揩

净。切勿用粗糙纸巾擦拭,以免损坏计数板的刻度,影响计数结果的准确性。

②牛鲍血细胞计数板应每年至少鉴定1次,以防不合格或磨损而影响计数结果的准确性。

2. 稀释血液　吸取所需体积的血液,并用无菌优质纸巾擦掉微量吸管外多余的血液。将血液加至稀释液的底部,吸取上清液洗涤微量吸管2~3次,以洗净微量吸管内壁附着的血液,减少取样误差。

3. 充池　充入的细胞悬液的量以不超过计数室台面与盖玻片之间的矩形边缘为宜。向已加上盖玻片的计数板充池时,要一次性完成,不能充多溢出、充少不足、断断续续,不能有气泡、杂质。如一次未充满,应擦拭干净后,重新充池。如观察到计数池中细胞分布不均匀,应清洁牛鲍血细胞计数板后重新充池。充池后,切勿移动或挤压盖玻片。

在样本充分混匀的前提下进行充池,为了避免冲池所造成的随机误差,建议进行多次充池计数,并取平均值,至少进行两个计数室的充池计数。

如果用1mL的移液器进行充池,可将枪头尖端减掉1~2mm,使开口变大,防止充池时冲力太大而从对边冲出。

4. 静置　白细胞、红细胞计数一般需沉淀2~3min,血小板计数应沉淀10~15min。同时注意保湿,以免时间过长因稀释液挥发而影响计数结果的准确性。

5. 计数原则　严格遵循计数顺序和计数原则,以避免重复计数和漏数。

6. 在进行如细胞、细菌、真菌等样品计数时,为了便于计数,需稀释样本,一般以每小方格内含有4~5个样本为宜。

【质量控制】

使用细胞计数板进行计数时,其误差产生于技术误差(technical error)和固有误差(inherent error)。导致技术误差的原因有:①标本采集不顺利、稀释不准确、未充分混匀、充池不规范;②器材处理、使用不当;③细胞识别错误;④计数不正确等。固有误差又称系统误差(system error),主要分为仪器误差(instrumental error)和分布误差(distribution error)。由于仪器(计数板、盖片、吸管等)不够准确或精密度不佳带来的误差属于仪器误差;由于细胞分布不均匀等带来的误差称为分布误差或计数域误差(filed error)。技术误差和仪器误差可通过加强培训、规范操作、提高实验操作者的熟练程度和校正仪器来避免或纠正,但细胞分布误差却难以彻底消除。

细胞计数板计数的质量可通过采取以下措施来提高:

1. 所用器材均应清洁干燥,计数板、盖玻片、微量吸管及刻度吸管的规格应符合要求或经过校正。①计数板的鉴定:要求计数室的台面光滑、透明,划线清晰,计数室划线面积准确。必要时可用校正的目镜测微计测量计数室的边长与底面积,用微米级千分尺测量计数室的深度。美国国家标准局规定每个大方格边长的误差应小于1%,即(1.0 ± 0.01)mm,深度误差应小于2%,即(0.1 ± 0.002)mm。②盖玻片应具有一定的重量,平整、光滑、无裂痕,厚薄均匀一致。实验前应检测盖玻片的厚度与平整度。使用卡尺多区测量盖玻片的厚度,最少测9个区,每区测2点,要求区域间厚度误差在0.002mm之内。盖玻片的平整度可采用平面平行仪进行测量与评价,要求呈现密集平行的直线干涉条纹。最简单的评价方法是将洁净的盖玻片紧贴于干燥的平面玻璃上,若能吸附一定的时间不脱落,落下时呈弧线旋转,表示盖片平整、厚薄均匀。同时,合格的盖玻片放置在计数室表面后,与支持柱紧密接触的部位可见到彩虹。精选出的盖玻片与其他盖玻片紧密重合后,在折射光下观察,如看到完整平行的彩虹条纹表示另一枚盖玻片质量也符合要求。

2. 细胞稀释液应等渗、新鲜、无杂质微粒。

3. 严格操作,从标本的获取、稀释、充池到计数都应规范,特别是标本稀释和充池时既要做到混匀充分,又要防止剧烈震荡而破坏细胞。

4. 由于血细胞在充入计数室后呈随机分布或呈 Poisson 分布,而我们所计数的细胞分布范围是有限的,因此所造成的计数误差称为计数域误差或分布误差。减少这种误差的最有效方法就是尽量扩大细胞计数范围和计数数目,一般先进行误差估计,然后决定所需计数的数目和计数范围,只要能将误差控制在允许范围内即可。2 次重复计数误差不超过10%,否则应重新充液计数。

【思考题】

1. 简述改良牛鲍血细胞计数板的结构特点。

2. 在使用改良牛鲍血细胞计数板进行计数时,如何进行质量全控制?

实验二 测微器的使用

一、微量吸管的使用

微量吸管按公称容量(最大刻度容量)分为 $10\mu L$ 和 $20\mu L$ 两种规格;按标线数量分为单标线和双标线两种,同时有 $10\mu L$ 标线和 $20\mu L$ 标线的吸管为双标线吸管。微量吸管主要供血红蛋白浓度测定、红细胞计数、白细胞计数等常规检验使用。

【目的】

掌握微量吸管的正确使用方法。

【原理】

通过挤压乳胶吸头或洗耳球,使刻度微量吸管产生负压而吸取液体。

【材料】

1. 标本 健康人抗凝血。

2. 试剂 生理盐水。

3. 器材 一次性微量吸管、带孔乳胶吸头、洗耳球、2mL 刻度吸管、试管、试管架、优质无菌纸巾。

【操作步骤】

1. 准备吸管和微量吸管 取试管 1 支,放于试管架上,用刻度吸管吸取生理盐水 2mL,然后将微量吸管的粗黑线插管端插入带孔乳胶吸头(图 5-6),注意两者连接处应严密不漏气。

2．吸取血液　右手拇指及中指夹住微量吸管与乳胶吸头交接处，食指盖住乳胶吸头顶端的小孔，轻微用力，排出适量的气体，使管内形成负压。将微量吸管管尖插入抗凝血中，三指慢慢松开，吸取抗凝血至所需刻度后迅速抬起，食指排除乳胶吸头内负压。

3．擦拭余血　用优质无菌纸巾或干棉球将微量吸管外部血液擦净。

4．释放血液　将微量吸管插入含生理盐水的试管底部，食指盖住乳胶吸头顶端的小孔，轻微用力挤压乳胶吸头，慢慢排出微量吸管内的血液，再用上清液反复清洗微量吸管内余血2～3次，并立即混匀。

【注意事项】

1．准备微量吸管　微量吸管与乳胶吸头连接处应紧密不漏气。挤压乳胶吸头力度应适当。

2．吸取血液

① 吸血时，微量吸管管尖应插入试管底部，始终不能离开液面，避免产生气泡；也不要用力过度，将血液吸入乳胶吸头内。

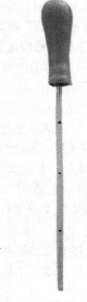

图 5-6　连接好的乳胶吸头与微量吸管（双标线吸管）

② 吸血量不能超过所需刻度线 2mm 以上，以防微量吸管管壁内黏附过多余血而影响计数结果。

3．擦拭余血　必须擦拭微量吸管外余血以保证血量准确。

4．释放血液　待慢慢排出微量吸管内血液后，必须再用上清液反复清洗微量吸管内余血2～3次，这样做可以把管壁内黏附的血液也排到试管中，以保证血量准确。

5．如不是一次性微量吸管，可用蒸馏水洗净、95%（V/V）乙醇脱水后，用乙醚干燥。

【质量控制】

1．20μL 标线的容量允许误差为 ±0.50μL；10μL 标线的容量允许误差为 ±0.30μL。

2．吸管管壁应无色、透明，内外表面应清洁，无气泡和明显可见的机械杂质。

3．吸管采血端部平滑、整齐，无粗糙。

【思考题】

使用微量吸管吸取所需刻度抗凝血时，如何保证血量准确？

二、微量移液器的使用

微量移液器（micropipet）又称移液枪或取液器，是一种取样量连续可调的精密取液仪器。常用的移液器主要有四种规格：0.5～10μL（读数窗显示 0.5～10.0，每转 1 挡为 0.1μL）；5～50μL（读数窗显示 5.0～50.0，每转 1 挡为 0.5μL）；20～200μL（读数窗显示

20～200，每转 1 挡为 1μL）；100～1000μL（读数窗显示 100～1000，每转 1 挡为 5μL）。

【目的】

1. 掌握微量移液器的原理和操作方法。

2. 了解微量移液器的校准方法。

【原理】

微量移液器利用活塞的上下移动进行取样。其活塞移动的距离是由调节轮控制螺杆机构实现的，推动按钮带动推杆使活塞向下移动以排出活塞腔内的气体。松手后，活塞在复位弹簧的作用下恢复原位，从而完成一次吸液过程。

【材料】

1. 标本 健康人血清。

2. 试剂 蒸馏水。

3. 器材 移液器（P1000、P200、P50）、一次性吸头（1000μL、200μL）。

【操作步骤】

（一）移液器的使用

1. 实验前准备 标本应提前从冰箱拿出放于室温下，使样本温度与室温平衡。如样本温度高于吸头的温度，会导致移取的液体体积偏大；如样本温度低于吸头的温度，会导致移取的液体体积偏小。

2. 设定体积 轻轻转动微量移液器的调节轮，使读数显示为所要移取的液体的体积。从大体积调节至小体积时，采用正常调节方法，逆时针旋转刻度即可；从小体积调节至大体积时，可先顺时针调至超过设定体积的刻度，再回调至设定体积，这样可保证最佳的精确度（图 5-7）。

有些微量移液器在调节体积时需要按住黑色锁键再旋转刻度，否则会损坏内部齿轮（图 5-8）。

3. 吸头（或吸液嘴）装配 将移液器下端垂直插入吸头，左右微微转动，上紧即可，切记不能用力过猛。用移液器反复撞击吸头来上紧的方法是不可取的，长期这样操作，会导致移液器中的零部件因强烈撞击而松散，甚至会导致调节刻度的旋钮卡住（图 5-9）。

如果是多道（如 8 道或 12 道）移液器，则可以将移液枪的第一道对准第一个枪头，然后倾斜地插入，往前后方向摇动即可卡紧。

一般 P1000 使用蓝色微量吸头，P200 及 P10 使用黄色微量吸头。

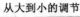

从大到小的调节　　　　从小到大的调节

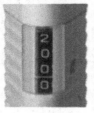

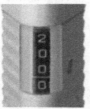

图5-7　体积调节的设定　　　　图5-8　微量移液器的黑色按钮

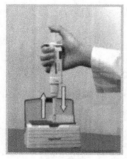
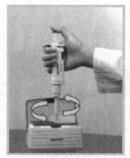

(a) 错误　　　　　　　　　　(b) 正确

图5-9　吸头的装配

4. 吸液

（1）吸取液体时，移液器枪头应竖直插入液面下 2～4mm。

（2）吸液

① 预润湿吸液：黏稠液体可以通过吸头预润湿的方式来达到精确移液，先吸入样液，打出，吸头内壁会吸附一层液体，使表面吸附达到饱和，然后再吸入样液，最后打出液体的体积会更精确。

② 正向吸液：是指正常的吸液方式，操作时吸液可用大拇指将按钮按到第一挡吸液，释放按钮即吸入液体。放液时先按下第一挡，打出大部分液体，再按下第二挡，将其余的液体排出（图5-10）。

③ 反向吸液：是指吸液时将按钮直接按到第二挡再释放吸入液体，这样会多吸入一些液体，打出液体时只要按到第一挡即可（千万别再往下按），取下留有残留液体的枪头，丢弃。多吸入的液体可以补偿吸头内部的表面吸附。反向吸液一般与预润湿吸液方式结合使用，适用于黏稠、易挥发、易起泡的液体（图5-11）。

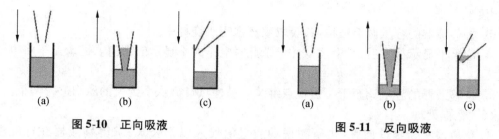

图 5-10 正向吸液　　　　　　　图 5-11 反向吸液

（3）外壁残留：用滤纸擦去吸头外面附着的液滴。

5. 放液

（1）将吸嘴口贴到容器内壁并保持 10°～40° 倾斜。

（2）平稳地把按钮压到一挡，约停 1s 后压到二挡，排出剩余液体。排放致密或黏稠液体时，压到一挡后，多等一两秒钟，再压到二挡。

（3）压住按钮，同时提起移液枪，使吸嘴贴容器壁擦过，如图 5-11（c）所示。

（4）松开按钮。

（5）按弹射器除去吸头。（只有改用不同液体时才需更换吸头）

6. 使用完毕　调至最大量程。移液器长时间不用时建议将刻度调至最大量程，让弹簧恢复原形，延长移液枪的使用寿命。

（二）移液器的校准

1. 不同量程范围的移液器的校准方法

（1）< 1μL 的移液器：应用分光光度计检测。

（2）1μL 的移液器：用精密分析天平测定重量。

（3）1～10μL 的移液器：利用从预装蒸馏水的称量管中取出一定量蒸馏水，进行扣除计算的方法称重。

（4）> 10μL 的移液器：利用预润的吸头将蒸馏水加入称量管中的方式称重。

多道移液器利用预润的吸头加入称量管中的方式称重，每一通道都要进行校准。

2. 以 > 10 μL 量程范围的移液器为例，进行校准：

（1）校准环境：移液器应在室温为（20±5）℃，且室温变化不大于 1℃/h 的条件下进行校准。

（2）校准设备：电子天平（测量范围 200g；分度值 0.1mg）；温湿度表；温度计（测量范围 0～50℃；分度值 0.1℃）；烧杯（50mL）1 个；烧杯（100mL）1 个；定性滤纸若干小块（经恒温处理）。主要设备必须经法定技术机构鉴定合格且在鉴定周期内。

（3）校准方法：一般采用三点十次校准法和三点四次校准法，即根据移液器量程范围，选取最小体积量、中间体积量和最大体积量分别测定 10 次或 4 次，各个测试点取其平均值。

（4）操作

① 打开电子天平，空载调零；将温度计放置在盛放双蒸水的器皿内。

② 在天平载物盘上放入小烧杯待天平显示稳后，按下归零键归零；记录当前的环境

温、湿度。

③ 将移液器的容量调至被检点,吸取双蒸水于小烧杯中。

④ 待天平显示稳定后,马上读取并记录此时电子天平显示的数值。记录完毕将电子天平复零。

⑤ 将移液器的容量调至下一被检点继续。被检点遵循从小到大的原则进行调整。

(5)数据处理

① 移液器实际容量计算:将所测得的质量值代入以下公式,求得移液器在标准温度20℃时的实际容量值。

$$V_{20} = m \cdot K(t)$$

式中:V_{20}——标准温度20℃时移液器的实际容量,单位 mL;

m——被检移液器所排出的超纯水质量,单位 g;

$K(t)$——测定值 m 和测定时超纯水温度的比例系数,列于表5-1中。

表5-1　$K(t)$值　　　　　　　　　　　　$\beta = 0.00045/℃$

水温/℃	$K(t)/(cm^3/g)$	水温/℃	$K(t)/(cm^3/g)$	水温/℃	$K(t)/(cm^3/g)$
15.0	1.004213	17.1	1.003610	19.2	1.003056
15.1	1.004183	17.2	1.003582	19.3	1.003031
15.2	1.004153	17.3	1.003555	19.4	1.003006
15.3	1.004123	17.4	1.003528	19.5	1.002981
15.4	1.004094	17.5	1.003501	19.6	1.002956
15.5	1.004064	17.6	1.003474	19.7	1.002931
15.6	1.004035	17.7	1.003447	19.8	1.002907
15.7	1.004006	17.8	1.003420	19.9	1.002882
15.8	1.003977	17.9	1.003393	20.0	1.002858
15.9	1.003948	18.0	1.003367	20.1	1.002834
16.0	1.003919	18.1	1.003340	20.2	1.002809
16.1	1.003890	18.2	1.003314	20.3	1.002785
16.2	1.003862	18.3	1.003228	20.4	1.002761
16.3	1.003833	18.4	1.003261	20.5	1.002737
16.4	1.003805	18.5	1.003235	20.6	1.002714
16.5	1.003777	18.6	1.003209	20.7	1.002690
16.6	1.003749	18.7	1.003184	20.8	1.002666
16.7	1.003721	18.8	1.003158	20.9	1.002643
16.8	1.003693	18.9	1.003132	21.0	1.002619
16.9	1.003665	19.0	1.003107	21.1	1.002596
17.0	1.003637	19.1	1.003082	21.2	1.002573

水温/℃	$K(t)/(cm^3/g)$	水温/℃	$K(t)/(cm^3/g)$	水温/℃	$K(t)/(cm^3/g)$
21.3	1.002550	22.6	1.002259	23.9	1.001985
21.4	1.002527	22.7	1.002238	24.0	1.001965
21.5	1.002504	22.8	1.002216	24.1	1.001945
21.6	1.002481	22.9	1.002195	24.2	1.001924
21.7	1.002459	23.0	1.002173	24.3	1.001904
21.8	1.002436	23.1	1.002152	24.4	1.001884
21.9	1.002414	23.2	1.002131	24.5	1.001864
22.0	1.002391	23.3	1.002110	24.6	1.001845
22.1	1.002369	23.4	1.002089	24.7	1.001825
22.2	1.002347	23.5	1.002068	24.8	1.001805
22.3	1.002325	23.6	1.002047	24.9	1.001786
22.4	1.002303	23.7	1.002026	25.0	1.001766
22.5	1.002281	23.8	1.002006		

② 移液器的容量相对误差计算：将换算得到的实际容量值代入以下公式，求得移液器在标准温度20℃时的容量相对误差。

$$E = \frac{V - \overline{V}}{\overline{V}} \times 100\%$$

式中：V——标称容量，单位 μL；

$\overline{V}$——多次测量的算数平均值，单位 μL。

③ 移液器的容量重复性计算：将换算得到的实际容量值代入以下公式，求得移液器在标准温度20℃时的容量重复性。

$$S = \frac{\sigma_{n-1}}{\overline{V}} \times 100\%$$

式中：σ_{n-1}——标准偏差；

n——测量次数；

S——重复性。

④ 根据计算结果得出校准结论。

（6）误差处理：如测试的3个量程有1个量程的容量允许误差和测量重复性超出表5-2的要求，应清洗、修正并重新校准。重新校准仍不合格的，退回厂家修理或作废弃处理。

（7）移液器的修正

① 将移液器调整至最小量程，按照校准方法得到当前的实际容量值，根据与标示容量值的差值，通过移液器上的调准旋钮进行调整。

② 当调整后测得的实际容量值与标示容量值符合表5-2的要求时，将移液器容量调整至中间量程继续测量。中间量程符合要求时，再调整至最大量程继续测量。

③ 如果中间量程或者最大量程有一个不符合表 5-2 的要求,则需重新调整至最小量程继续修正,直到 3 个量程的值都符合表 5-2 的要求为止。

④ 修正完毕的移液器,需重新进行校准。

⑤ 最小量程低于 $10\mu L$ 的移液器,不进行修正。如果最大量程和中间量程符合校准要求,继续使用,否则返厂维修。

表 5-2　移液器容量允许误差和测量重复性

标示容量/μL	校准点/μL	容量允许误差/%	测量重复性/%
	2	±12.0	≤6.0
20	10	±8.0	≤4.0
	20	±4.0	≤2.0
	5	±8.0	≤4.0
50	25	±4.0	≤2.0
	50	±3.0	≤1.5
	10	±8.0	≤4.0
100	50	±3.0	≤1.5
	100	±2.0	≤1.0
	20	±4.0	≤2.0
200	100	±2.0	≤1.0
	200	±1.5	≤1.0
	100	±2.0	≤1.0
1000	500	±1.0	≤1.0
	1000	±1.0	≤0.5
	500	±1.0	≤0.5
5000	2500	±0.5	≤0.2
	5000	±0.6	≤0.2

【注意事项】

1. 吸液时应慢吸慢放,控制好弹簧的伸缩速度。吸液速度太快会产生反冲和气泡,导致移液体积不准确。放液时如果量很小可将吸头尖端靠容器内壁并尽量靠近容器底部。

2. 不要用大量程的移液器移取小体积的液体,以免影响准确度。同样,如果需要移取量程范围以外较大量的液体,请使用移液管进行操作。

3. 清洁移液器外壳,可用肥皂液、洗洁精或 60% 异丙醇擦洗,然后用双蒸水淋洗,晾干即可。

4. 使用时要检查移液器是否有漏液现象。方法是吸取液体后悬空垂直放置几秒钟,看液面是否下降。如果漏液,则检查吸头是否匹配、是否上紧和弹簧活塞是否正常。

5. 当移液器吸嘴内有液体时,严禁将移液器水平或倒置放置,以防液体流入活塞室腐蚀移液器活塞。

6. 严禁使用移液器吹打混匀液体。

7. 移液器严禁吸取有强挥发性、强腐蚀性的液体(如浓酸、浓碱、有机物等)。

8. 千万不要将钮旋按出量程,否则会卡住内部机械装置而损坏移液器。

【思考题】

1. 各种测微器应在什么样的情况下使用?

2. 各种测微器如何进行质量控制,保证检验质量?

实验三　血液标本采集

在常规检验工作中,血液是最常用的检测标本,正确采集血液标本是获得正确、可靠检验结果的关键,是检测前质量保证的重要环节。

一、静脉血采集法(collection of venous blood)

(一)真空采血管(vacuum blood tube)采血法

真空采血管采血可以从根本上排除血液污染和交叉感染的可能性;又因结构简单,使用方便,是当前应用最广泛的采血方式。

【目的】

掌握真空采血管采血法和相应无菌技术。

【原理】

使用负压采血针刺入浅静脉后,利用其预先抽成的真空度自动定量采集静脉血样。

【材料】

1. 试剂　30g/L 碘酊、75% 乙醇。

2. 器材　真空采血系统、压脉带、垫枕、消毒棉签。

真空采血系统包括真空采血管和一次性负压采血针系统,后者又包括采血针和持针器(图 5-12)。

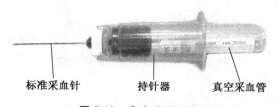

标准采血针　　持针器　　真空采血管

图 5-12　真空采血系统

（1）常用真空采血管（表5-3）

表5-3　常用真空采血管

颜色	添加剂	标本类型	临床用途
红色	无(内壁涂有硅酮)	血清	血清生化
橘红色	促凝剂:纤维蛋白酶	血清	快速血清生化
绿色	抗凝剂:肝素钠、肝素锂	血浆	快速血浆生化
金黄色	惰性胶体促凝剂	血清	快速血清分离生化
浅绿色	惰性胶体抗凝剂/肝素锂	血浆	快速血浆分离生化
紫色	抗凝剂：$EDTA-K_2$ 或 $EDTA-K_3$	全血	血液学常规试验
浅蓝色	抗凝剂:枸橼酸钠与血样比为1:9	全血	血液凝固试验
黑色	抗凝剂:枸橼酸钠与血样比为1:4	全血	血细胞沉降率试验

　　（2）一次性负压采血针系统:包括采血针和持针器。其中采血针主要分为标准采血双向针(即硬接式,图5-13(a))和蝶翼采血双向针(即软接式,图5-13(b))。标准采血双向针为常规采用,含硅化内壁(防止血细胞被划伤溶血),其规格有18G、20G、21G、22G。蝶翼采血双向针为解决临床特殊需求,多用于血培养、婴幼儿采血、采血后输液,其规格有21G、23G、25G。

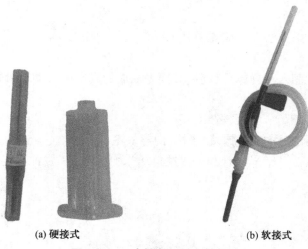

(a) 硬接式　　　　　　　　　　(b) 软接式

图5-13　一次性负压采血针系统

【操作步骤】

1. 采血前询问　拿到受检者的申请单或发票时,首先核对受检者信息,然后根据申请项目询问相关信息,如是否空腹、餐后几小时等。

2. 准备真空采血管　根据申请项目准备相应的真空采血管,并按抽血先后顺序排好备用。推荐利用真空采血管的顺序原则:用于无菌样本的真空采血管;无抗凝剂及添加剂的真空采血管;凝血试验用真空采血管(枸橼酸盐);其他抗凝剂的真空采血管(如肝素,EDTA,氟化钠等);含促凝剂的真空采血管。

3. 标记真空采血管　粘贴条码,注明受检者姓名、门诊号/住院号、发票号、真空采血管颜色、申请项目等信息。自带条码的真空采血管与检验信息系统中受检者信息相对应。

4. 消毒双手　采血前,操作人员应用消毒液消毒双手。

5. 选择静脉　嘱咐受检者坐于采血台前,前臂水平伸直置于桌面垫枕上,掌心向上,显露穿刺部位,观察静脉分布(图5-14),选择容易固定、明显可见的肘前静脉(图5-15)或手背静脉(图5-16)。幼儿可用颈外静脉采血。

6. 消毒皮肤　用30g/L碘酊自所选静脉穿刺处从内向外、顺时针方向消毒皮肤,消毒范围直径至少为5cm。待碘酊挥发后,再用75%乙醇以同样方式脱碘,待干。

7. 扎压脉带　在穿刺点上方约6cm处系紧压脉带,嘱受检者紧握拳头,使静脉充盈显露。

8. 穿刺皮肤

① 软接式负压真空采血针系统穿刺:拔除采血穿刺针的护套,以左手固定受检者前臂,右手拇指和食指持穿刺针,沿静脉走向使针头与皮肤成30°,快速刺入皮肤,然后成5°向前刺破静脉壁进入静脉腔。

② 硬接式负压真空采血针系统穿刺:将针头安装在真空采血管配套持针器上,保证针头在使用中不会松动。移走针头保护套,以左手固定受检者前臂,右手拇指和食指持穿刺针,沿静脉走向使针头与皮肤成30°,快速刺入皮肤,然后成5°向前刺破静脉壁进入静脉腔。

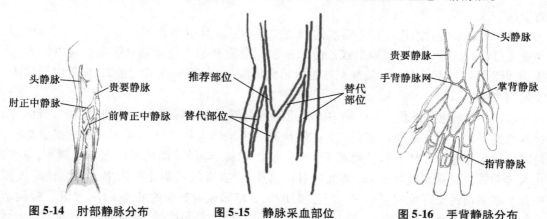

图5-14　肘部静脉分布　　　图5-15　静脉采血部位　　　图5-16　手背静脉分布

9. 采血　将真空采血管推上针头,刺穿真空采血管的管塞。血液一旦流入真空采血管,立即松开压脉带。当第一只真空采血管已经填充到指定容积时,血流停止,将真空采血管移出。按抽血顺序安装随后的真空采血管,开始收集血液。后一个真空采血管在采集血液时将已采集好的真空采血管颠倒混匀8次。当最后一个真空采血管停止采血时,嘱受检者松拳,拔出刺塞端的真空采血管。

10. 止血 将消毒棉签压住穿刺孔,立即拔除穿刺针,嘱受检者继续按压针孔5min。

【注意事项】

1. 使用真空采血管前应仔细阅读厂家说明书,严格按说明书要求操作。

2. 采血前应与受检者耐心交流,以缓解受检者紧张情绪,如遇受检者发生晕血,应立即停止采血,拔出采血针,让其平卧休息。必要时可用拇指压掐或针刺人中、合谷等穴位,也可找医生进行相应处理。

3. 刺塞针端的乳胶套能防止拔除采血试管后继续流血污染周围,起封闭采血、防止污染环境的作用,因此不可取下乳胶套。带乳胶套的针刺端须从真空采血管的胶塞中心垂直穿刺。

4. 使用前勿松动一次性真空采血管盖塞,以防真空流失而造成采血量不准确。

5. 如果一次采血要求采集几个标本时,换管过程中必须严格固定持针器,同时应严格按照先后顺序采集,即血管培养(需氧→厌氧)→蓝→黑→红→黄→绿→紫→灰。

6. 采血部位通常选择肘前静脉,如遇受检者肘前静脉显露不明显,可用碘酊或乙醇消毒左手食指后,在采血部位触摸,摸到血管及走向后,在所摸部位稍向下位置进行试探性穿刺。如果还是触摸不到静脉,也可采用静脉显露明显的手背、手腕和外踝部静脉。幼儿可采用颈外静脉。

7. 必须等碘酊或乙醇挥发完全后,再进行穿刺,以避免溶血。

8. 压脉带捆扎时间最好不超过1min,否则会使血液成分浓度发生改变。

9. 穿刺时,不能从静脉侧面穿刺,以免刺穿血管。针头刺入静脉的感觉是阻力较皮肤略小,稍有突破感。刺入静脉后,应沿着静脉走向将针头向前推5～10mm,以防止在抽血过程中针头滑出静脉。

10. 应将采集好的真空采血管及时颠倒混匀,以防采集好的血液溶血或凝固,进而造成血清(浆)化学成分发生改变。

11. 真空采血管采血法标本溶血的原因主要有:① 真空采血管内负压过大,血液流入的速度过快;② 静脉穿刺处碘酊或乙醇未挥发完全就开始采集血液;③ 采血时进针不畅;④ 压脉带捆扎时间太长;⑤ 反复剧烈拍打采血部位;⑥ 抗凝管未及时混匀、放置时间过久、混匀用力过猛等。

12. 真空采血管的优点:① 采用国际通用的头盖颜色来标记采血管的用途,易辨认,能有效避免采血时添加剂使用错误;② 有效地避免了工作人员在标本采集过程中接触血样,同时也减少开盖时血样外溅及附着于试管外缘的可能,降低了院内感染的发生概率;③ 强化的玻璃管壳耐受3次以上2m高度的自由落体运动,有效地防止在采集、运输、试验过程中标本泄漏而污染环境的可能;④ 预置添加剂,省略采血前繁杂的准备工作,保证了检验结果的准确性;⑤ 预留真空度自动抽取标本;⑥ 干净安全、简单快捷、准确可靠、经济有效。

(二)普通采血法(针筒采血法)

【目的】

掌握针筒(needle)采血法和相应无菌技术。

【原理】

使用一次性注射器刺入浅静脉后,利用其抽成的负压采集静脉血样。

【材料】

1. 试剂　30g/L 碘酊、75% 乙醇。

2. 器材　一次性注射器、真空采血管、压脉带、垫枕、消毒棉签。

【操作步骤】

1. 采血前询问　拿到受检者的申请单或发票时,严格核对受检者信息,根据具体申请项目询问相关信息,如是否空腹、餐后几小时等。

2. 检查注射器　打开一次性注射器包装,取下针头无菌帽,将针头与针筒连接,针头斜面对准针筒刻度,抽拉针栓检查有无阻塞和漏气,排尽注射器内的空气,套上针头无菌帽,备用。

3. 准备、标记真空采血管　根据申请项目准备相应的真空采血管,并按抽血先后顺序排好备用。粘贴条码,注明受检者姓名、门诊号/住院号、发票号、真空采血管颜色、申请项目等信息。自带条码的真空采血管与检验信息系统中受检者信息相对应。

4. 消毒双手　采血前,操作人员应用消毒液消毒双手。

5. 选择静脉　嘱咐受检者坐于采血台前,前臂水平伸直置于桌面垫枕上,掌心向上,显露穿刺部位,选择容易固定、明显可见的肘前静脉或手背静脉。幼儿可用颈外静脉采血。

6. 消毒皮肤　用 30g/L 碘酊自所选静脉穿刺处从内向外、顺时针方向消毒皮肤,消毒范围直径至少 5cm,待碘酊挥发后,再用 75% 乙醇以同样方式脱碘,待干。

7. 扎压脉带　在穿刺点上方约 6cm 处系紧压脉带,嘱受检者紧握拳头,使静脉充盈显露。

8. 穿刺皮肤　取下针头无菌帽,以左手拇指固定静脉穿刺部位下端,右手拇指和中指持注射器针筒,食指固定针头下座,针头斜面和针筒刻度向上,沿静脉走向使针头与皮肤成 30°,快速刺入皮肤,然后成 5° 向前刺破静脉壁进入静脉腔。见回血后,将针头顺势深入少许。穿刺成功后右手固定注射器,左手松压脉带后,再缓缓抽动注射器针栓至所需血量。

9. 止血　嘱受检者松拳,用消毒棉签压住穿刺孔,拔出针头,嘱受检者继续按压针孔 5min。

10. 放血　打开真空采血管头盖(图 5-17),取下注射器针头,将血液沿管壁缓缓注入。抗凝血需立即轻轻颠倒混匀。

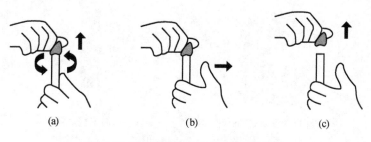

(a)　　　　　　　　　(b)　　　　　　　　　(c)

图 5-17　开启真空采血管头盖示意图

【注意事项】

1. 标本采集要防止溶血,造成溶血的原因包括:① 采血后将血从注射器针尖处注入试管,血细胞受外力而溶血;② 采血时定位或进针不准,针尖在静脉中探来探去,造成血肿而溶血;③ 混匀含添加剂的试管时用力过猛或运输时动作过大;④ 从已有血肿的静脉采血,血样可能含有已溶血的细胞;⑤ 压脉带使用时间过长,引起血管内溶血;⑥ 血液和抗凝剂比例失调(血量不足),由于渗透压的改变而引起溶血;⑦ 静脉穿刺处用乙醇消毒,乙醇未干即开始采集血液;⑧ 注射器或盛血容器带水或容器污染;⑨ 注射器和针头连接不紧,采血时空气进入而产生泡沫,引发溶血。

2. 尽量避免输液时进行血液的采集。

3. 抽血后,在针孔处按压3~5min,不要揉,以免皮下瘀血。如有出血倾向,应延长按压时间。若局部出现瘀血,24h 内用毛巾冷敷,24h 后热敷,以促进吸收。

4. 标本采集过程中出现针头已进入静脉但未见回血的原因及处理方式:① 采血技术方法不对,即采血管内真空未与静脉相通,此时应继续向前穿刺到位。② 针头在血管内的位置异常,针头斜面贴在静脉内壁上阻断了血流,只需慢慢将针筒顺时针转动,血流就会顺畅。③ 压脉带太紧或使用时间太长,阻断血流,只需将压脉带松解以缓解压力即可。④ 采血管内真空消失,采血管被拧开过;操作过程中将采血管事先插入持针器导致采血管与空气相通,真空消失;试管过期后真空已消耗。以上情况均须更换采血管重新穿刺。

(三) 末梢血采集法(collection of peripheral blood)

【目的】

掌握末梢血采集方法和相应无菌技术。

【原理】

使用一次性采血针刺破毛细血管后,血液自然流出,用微量吸管吸取一定量的血液。

【材料】

1. 试剂　稀释液、30g/L 碘酊、75% 乙醇。

2. 器材　一次性采血针(图5-18)、试管、一次性微量吸管、垫枕、消毒棉签、优质无菌纸巾。

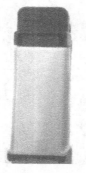 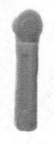

(a) 自动收缩式采血针　　　　(b) 普通采血针

图 5-18　一次性采血针

【操作步骤】

1. 采血前询问　拿到受检者的申请单或发票时,首先核对受检者信息,然后根据申请项目询问相关信息。

2. 采血前准备　根据受检者申请单,准备相应加注适量稀释液的试管。

3. 消毒双手　采血前,操作人员应用消毒液消毒双手。

4. 选择采血部位　成人以左手无名指(图 5-19)为宜。1 岁以下婴幼儿通常在大拇指或足跟部两侧采血。

5. 按摩　轻轻按摩采血部位,使其自然充血。

6. 消毒皮肤　用 30g/L 碘酊自穿刺处从内向外、顺时针方向消毒皮肤,待碘酊挥发后,再用 75% 乙醇以同样方式脱碘,待干。

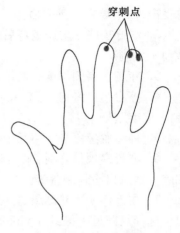

图 5-19　手指采血的穿刺点

7. 穿刺　拔除穿刺针无菌帽后,操作者用左手拇指和食指紧捏穿刺部位两侧,右手持无菌采血针,自指尖内侧迅速穿刺。

8. 擦去第一滴血　待血液自然流出或稍加用力流出后,用消毒棉签擦去第一滴血。

9. 采血　将微量吸管靠上血滴,并稍向下倾斜,依靠虹吸作用及血液自身重力作用,使血液自然流入微量吸管,到达所需刻度,即可移开(图 5-20)。或用连接乳胶吸头的微量吸管吸取所需刻度血液。如血流不畅,可以用左手从采血部位远端稍施压使血液流出。

10. 止血　采血结束后,用消毒棉签压住伤口,止血。

11. 稀释血液　将乳胶吸头与微量吸管连接后(如用微量吸管直接吸取血液则无须此步),用优质无菌纸巾擦去微量吸管管尖外多余的血液,将微量吸管伸入装有适量稀释液的试管底部,轻轻排出微量吸管内的血液,并吸取稀释液冲洗 2～3 次,最后将试管内液体轻轻混匀。

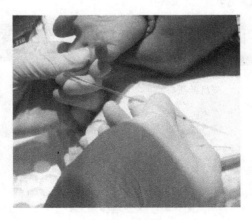

图 5-20　末梢血采集

【注意事项】

1. 采血部位　采血部位皮肤应完整,避免在冻疮、炎症、水肿、烧伤等部位采血。除特殊情况外,不要在耳垂采血。

2. 消毒皮肤 皮肤消毒后一定要待碘酊或乙醇挥发、干燥后采血,否则血液会四处扩散而不成滴。

3. 穿刺 穿刺深度一般以 2.0～2.5mm 为宜,稍加挤压血液能流出。

4. 擦去第一滴血 第一滴血混有大量组织液,应擦去。切不可用力挤压采血部位,以免混入组织液。

5. 稀释血液 必须用无菌优质纸巾擦去微量吸管管尖处多余血液,以保证血量准确。

6. 进行多项检查时,采集标本次序为血小板计数、红细胞计数、血红蛋白浓度测定、白细胞计数及血涂片制备等。

7. 在进行新生儿足跟部穿刺时,应将其腿部放置在低于心脏位置,以利于增加静脉压力。选择足跟近中侧或外侧部位,与足长轴呈 90°方向穿刺,穿刺深度不得超过 2.0mm。

(四)采血笔末梢血采集法

【目的】

掌握采血笔(lancing device)采集血液的方法。

【原理】

使用一次性采血针和采血笔刺破毛细血管后,血液自然流出,收集血液进行便携式血糖仪快速血糖的检测。

【材料】

1. 试剂 75%乙醇。

2. 器材 一次性采血针及采血笔(图 5-21 所示)、便携式血糖仪及试纸、垫枕、消毒棉签、优质无菌纸巾。

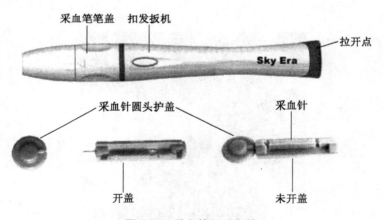

图 5-21 采血笔和采血针

【操作步骤】

1. 取下采血笔笔帽,在采血笔中插入采血针,轻轻转动采血针的保护盖,并取下,然后重新套上笔帽。

2. 插入试纸,准备好便携式血糖仪。

3. 如果必要,可调整扎针深度设定。旋转扎针深度设定钮,小数字代表较浅的扎针深度,大数字代表较深的扎针深度。滑动释放/压紧控制杆向后,直到发出"咔嚓"声为止。

4. 用75%乙醇自穿刺部位从内向外、顺时针方向消毒皮肤。

5. 牢牢地握住采血笔,将采血笔紧贴在手指上的采血部位,按释放按钮,轻轻按摩或挤压手指,以获得一滴圆形血样。不要过分挤压采血点,不要使血滴散开。

6. 用便携式血糖仪检测末梢血血糖浓度后,将针头插入保护盖中,滑动释放/压紧控制杆向前,以推出采血针。将用过的采血针放废物容器中,重新套上笔帽。

【注意事项】

1. 使用便携式血糖仪及采血笔采血时,操作者必须严格执行卫生规范,有条件者嘱患者用温水洗手,以促进手指末梢血液循环。

2. 针刺部位选择双手合十状态下显露的指腹两侧,应避免在神经末梢分布较多的指尖和指腹中部采血,以尽量减轻患者的痛感。

3. 采血时要严格执行无菌技术操作规程,消毒方法首选75%乙醇擦拭消毒,待乙醇干透后再进行采血操作,不要使用碘伏或其他消毒剂消毒,以免使血糖值的准确性受到影响。

4. 针刺前要检查采血针包装和灭菌日期,确认包装完好、在灭菌有效期内方可使用。

5. 采血时针刺深度要到位,以使血液能自然流出为度,切不可针刺太浅,用力挤压,以免将组织液挤入血液,影响所测血糖值的准确性。

6. 针刺采血后,要嘱患者按压局部10s以上,双手十指要轮流采血,以免形成皮下瘀血或反复针刺使局部皮肤抵抗力下降,增加局部感染的机会和疼痛的感觉。

二、动脉血采集法(collection of arterial blood)

【目的】

掌握动脉血采集法和相应无菌技术。

【原理】

以采集血气标本为例:使用一次性注射器刺入动脉后,利用其负压采集动脉血样。

【材料】

1. 试剂　30g/L碘酊、75%乙醇。

2. 器材　一次性血气采血器(图5-22)、压脉带、垫枕、消毒棉签。

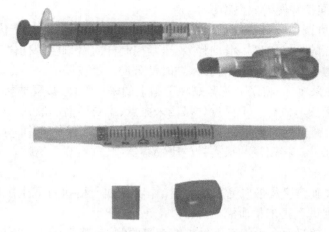

图 5-22　一次性血气采血器

【操作步骤】

1. 准备采血器　打开一次性血气采血器包装,备用。

2. 标记采血器　粘贴条码,注明受检者姓名、门诊号/住院号、发票号、体温、吸氧浓度等信息。

3. 消毒双手　采血前,操作人员应用消毒液消毒双手。

4. 选择动脉　嘱受检者坐于采血台前,左手水平伸直置于桌面垫枕上,掌心向内,暴露穿刺部位,选择手指触摸搏动明显的桡动脉采血。

5. 消毒皮肤　用 30g/L 碘酊自所选动脉穿刺处由内向外、顺时针方向消毒皮肤,待碘酊挥发后,再用 75% 乙醇以同样方式脱碘,待干。

6. 穿刺皮肤　取下针头无菌帽,以左手拇指和食指绷紧皮肤,触摸搏动最明显处并固定,右手持一次性血气采血器,以 30°~45° 进针(图 5-23)。因动脉血压力较高,血液会自动进入采集器中至所需刻度。

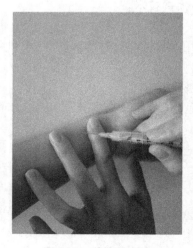

图 5-23　动脉采血法

7. 止血 用消毒棉签压住穿刺孔,拔出针头,嘱受检者继续按压针孔 10～15min。

8. 密封 立即用软木塞或橡皮塞封闭针头,使针头斜面埋入橡皮中,以隔绝空气,搓动采血器,使血液与肝素混合,并立即送检。

【注意事项】

1. 采血前应与受检者耐心交流,缓解受检者紧张情绪,如遇受检者发生晕血,应立即停止采血,拔出采血器,让其平卧休息。必要时可用拇指压掐或针刺人中、合谷等穴位,找医生进行相应处理。

2. 理论上从全身任何动脉采集标本均可。理想部位应该表浅易于触及、穿刺方便,体表侧支循环较多,与大静脉和神经离得尽可能远;穿刺区皮肤如有破溃、感染、硬结、皮肤病等,不能进行穿刺取血。采血部位通常选择搏动明显的桡动脉,如遇桡动脉搏动不明显或该处皮肤不完整、烧伤等不宜采血时,可选择股动脉或肱动脉采集动脉血。

3. 采血时体位:桡动脉——患者体位不受影响,以患者舒适、采血方便为宜;肱动脉——患者取坐位或平卧位;股动脉——患者取平卧位。

4. 若穿刺桡动脉,让患者的手放在毛巾卷上并保持过伸位,掌心向上自然放松,穿刺点位于掌横位上方 1～2cm 的动脉搏动处,针头斜面向上直接逆动脉血流方向刺入血管;若穿刺股动脉,患者取平卧位,穿刺侧大腿略外展,用力按压,固定好空针,保持90°,穿刺针垂直刺入动脉,皮肤进针部位应在动脉搏动感最强处,在两指间缓慢进针直到看见鲜血进入针管。如未见回血,退出穿刺处到皮下,不用完全拔出,根据动脉搏动重新调整穿刺位置进针直到看到鲜血,利用动脉压将血自动充盈注射器,必要时也可轻拉针栓,但切勿用力过猛,以免空气进入影响检测结果。

5. 必须等碘酊或乙醇挥发完全后再进行穿刺,以避免溶血。

6. 动脉血必须防止空气混入,取血后不可抽拉注射器以免空气混入,若血标本有气泡,针头向上竖直即可排除。

7. 采血完毕拔出针头后,嘱受检者继续用力按压针孔,以防形成血肿。

8. 用于血气分析的标本,采集后先立即封闭针头斜面,再混匀标本。

9. 标本应立即送检,否则应置于 2～6℃冰箱中保存,但保存时间不宜超过 2h。

10. 若饮热水、洗澡、运动,需休息半小时后再取血,避免影响结果。

【思考题】

1. 用不同的采血法进行血液标本采集时应从哪些方面进行质量控制?

2. 不同的采血法各自适用的条件是什么?

实验四 血涂片制备及瑞氏染色

外周血涂片检查是最方便、最有效的血液系统疾病检查手段,能为血液系统疾病的诊断与鉴别诊断、疗效观察、判断预后等提供大量有用的信息。因此,血涂片制备(preparation of thin blood films)和瑞氏染色(Wright's staining)的质量直接影响血细胞形态检验结果的准确性。

【目的】

熟练掌握血涂片制备及瑞氏染色的方法。

【原理】

将一滴血液均匀涂在玻片上,制成薄血片,干燥后用瑞氏染液进行染色。瑞氏染色法使细胞着色既有化学亲和反应,又有物理吸附作用,各种细胞由于所含化学成分不同,对染料的亲和力也不一样,因此染色后各种细胞呈现出各自的染色特点。

【材料】

1. 标本　EDTA 盐抗凝静脉血。

2. 试剂　瑞氏染液、缓冲液。

商品化染液及缓冲液及其手工配制法如下:

(1) Ⅰ液

瑞氏染料　　　　0.1g

甲醇(AR)　　　60.0mL

瑞氏染料由碱性染料美蓝(methylene)和酸性染料黄色伊红(eosin)组成,合称伊红美蓝染料,即瑞氏(美蓝-伊红 Y)染料。伊红有色部分为阴离子,呈酸性,故称伊红为酸性染料,无色部分为阳离子。美蓝通常为氯盐,呈碱性,美蓝的中间产物结晶为三氯化镁复盐,其有色部分为阳离子,无色部分为阴离子,恰与伊红钠盐相反。

瑞氏染料以甲醇为溶剂。甲醇的作用有:① 使瑞氏染料中美蓝(M)与伊红(E)在溶液中解离,从而使细胞成分选择性吸附其中的有色物质而着色。

$$ME(瑞氏染料) \xrightarrow{甲醇} M^+ + E^-$$

甲醇具有强大的脱水力,可将细胞固定在一定形态,同时增加细胞结构的表面积,增强细胞对染料的吸收,同时甲醇吸附染液中的水,使染液升温,加速染色反应。

将瑞氏染料放入清洁干燥的研钵内,先加入少量甲醇,充分研磨使染料溶解,将已溶解的染料倒入棕色试剂瓶中,未溶解的再加少量甲醇研磨,直至染料完全溶解、甲醇全部用完为止。配好后室温下放置一周即可使用。新配染液效果较差,放置时间越长,染色效果越好。久置应密封,以免甲醇挥发或氧化成甲酸。染液中加入中性甘油 2～3mL,除可防止甲醇过早挥发外,也可使细胞着色清晰。

(2) Ⅱ液:pH6.8 磷酸盐缓冲液。

取 0.3g 磷酸二氢钾(KH_2PO_4)、0.2g 磷酸氢二钠(Na_2HPO_4),加少量蒸馏水溶解,再定容至 1000mL。

缓冲液作用:染色效果对氢离子浓度是十分敏感的,pH 值的改变可使蛋白质与染料形成的化合物重新解离。缓冲液须保持一定的 pH 范围,才能使染色稳定,一般 pH 控制在 6.4～6.8。偏碱性染料可与缓冲液中的 H^+ 起中和作用,偏酸性染料则与缓冲液中的 OH^- 起中和作用而使 pH 恒定。

3. 器材　推片、载玻片、普通光学显微镜、洗耳球、采血针、注射器。

【操作步骤】

1. 加血样 用微量吸管从 EDTA 盐抗凝静脉血中吸取一滴血液滴于载玻片一端约 1/3 处。

2. 血涂片制备 握住另一张边缘光滑的推片,从血滴前方靠上血滴,等血滴沿推片迅速散开成适当的宽度时,以 30°～45° 的角度快速平稳地推至载玻片的另一端(图 5-24),制成厚薄适宜的血涂片,质量好的血涂片应呈舌状,头、体、尾三部分清晰可见。推片方法主要有如图 5-25 所示两种。

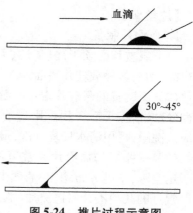

图 5-24 推片过程示意图

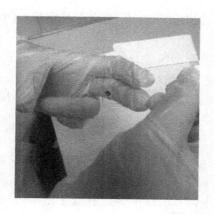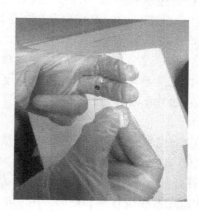

图 5-25 两种常用的推片方法

3. 血涂片干燥 将推好的血涂片在空气中晃动,使其迅速干燥。当遇天气寒冷或潮湿时,应于 37℃ 恒温器中保湿促干,以免细胞变形缩小。

4. 标记血涂片 在血涂片头部端用记号笔编号或粘贴条码,注明受检者姓名、门诊号/住院号、日期等信息。

5. 瑞氏染色 用蜡笔在血膜两头划线,然后将血涂片平放在染色架上。加瑞氏染液数滴,以覆盖整个血膜为宜,固定血膜约 1min 后,滴加约等量的缓冲液,用洗耳球将缓冲液与染液混匀,室温染色 5～10min。

6. 冲洗 用细流水冲去染液,待干燥后镜检。

7. 观察结果

(1)肉眼观察:干燥后的血涂片外观呈淡紫红色。

(2)显微镜下观察:将染好色的血涂片置于普通光学显微镜下,用低倍镜观察血涂片背景及血涂片体、尾交界处的血细胞着色情况。在显微镜下,成熟红细胞常染成粉红色;血小板染成紫红色;中性分叶核粒细胞胞质染成淡粉红色,含紫红色颗粒;嗜酸性粒细胞胞质含橘黄色颗粒;嗜碱性粒细胞胞质含紫黑色颗粒;淋巴细胞胞质染成淡蓝色至蓝色;单核细胞胞质染成灰蓝色或灰红色。

【注意事项】

1. 血涂片制备

（1）载玻片必须干净、清洁、无尘、无油腻。推片边缘必须光滑,推片时必须手持载玻片边缘,切勿接触载玻片表面。

（2）新购置的载玻片常带有游离碱基,必须用浓度约 1mol/L HCl 浸泡 24h 后,再用清水彻底冲洗,擦干后备用。用过的载玻片可放入含适量肥皂或其他洗涤剂的清水中煮沸 20min,洗净,再用清水反复冲洗,最后用蒸馏水浸洗,擦干备用。

（3）一张好的血涂片通常呈舌状,要厚薄适宜,头、体、尾分明,血膜边缘整齐,两端留有一定空隙,细胞分布均匀(彩图 1)。

常见的几种不合格血涂片(彩图 2)及造成不合格的可能原因如下:

① 锯齿状:推片边缘不光滑(彩图 2(a))。

② 无尾部:a. 没有推到底(彩图 2(b));b. 推片直接放在血滴上,而不是靠近血滴(彩图 2(c))。

③ 推片过窄、血膜过厚:推片接触血滴后还未扩散至两端即开始推片(彩图 2(d))。

④ 厚薄不均:推片污染、推片速度不连续、推片用力不均(彩图 2(e))。

⑤ 涂片不对称、血膜太厚:载玻片不干净、推片时载玻片倾斜,血滴大、推片角度小(彩图 2(f))。

⑥ 有空洞:载玻片不清洁,有油脂(彩图 2(g))。

（4）涂片的厚薄、长度与血滴的大小、推片与载玻片之间的角度、推片时的速度及红细胞比容有关。一般认为血滴大、角度大、速度快则血膜厚;反之则血膜薄。红细胞比容高于正常时,血液黏度较高,保持较小的角度可得满意结果;相反,红细胞比容低于正常时,血液较稀,则应用较大角度,推片速度应较快。

（5）血涂片应在 1h 内染色或在 1h 内用无水甲醇(含水量 <3%)固定后染色。

（6）血液涂片既可直接用非抗凝的静脉血或毛细血管血,也可用 EDTA 盐抗凝血制备。由于 EDTA 能阻止血小板聚集,故在显微镜下观察血小板形态时非常合适。

（7）使用 EDTA-K_2 抗凝血样本时,应充分混匀后再涂片。抗凝血标本应在采集后 4h 内制备血涂片,时间过长可引起中性粒细胞和单核细胞的形态发生改变。注意制片前样本不宜冷藏。

（8）血涂片制备时手工推片法是应用最广泛的方法。另外,如将抗凝的血液标本离心后取灰白层涂片,可提高阳性检出率。此外,还可根据不同需要(如疟原虫检查等)采用厚血膜涂片法。随着自动化的发展,如今出现了自动血液涂片和染色装置。自动的血液涂片装置主要分为两种:一是离心法,可以将少量细胞浓缩涂片;另一种是机械涂片法,模拟手工涂片,适用于大量血涂片的制备。一般来说,自动血液涂片装置可获得细胞分布均匀、形态完好的血涂片。

（9）厚血膜涂片法:从指尖或耳垂取血 1 滴(约 20μL)于载玻片中央,用推片的一角将血由内向外旋转涂布,制成厚薄均匀、直径约 1.5cm 的圆形血膜,自然干燥后滴加数滴蒸馏水,使红细胞溶解,脱去血红蛋白。倾去水后血膜呈灰白色,干后染色镜检。厚血膜涂片因取血量多,待检成分较集中,特别适用于疟原虫的检查。

（10）载玻片压拉法:取两张贴有标签的载玻片备用,将血液滴于一张载玻片的近中央处,立即将另一载玻片与之贴合,四角对齐,标签一端一个,使贴合后的载玻片间留下如标签一样厚的间距。先将血滴沿纵向轻压展开,再将两张载玻片横向均匀拉开,得到两张血膜。此法最适用于血细胞的活体染色,应预先将染料滴加在载玻片上,干燥后备用,涂制时先将血液与染料混染一段时间,再按上述方法制成血涂片,于显微镜下检查,如网织红细胞的检验。

2. 瑞氏染色

（1）未干透的血膜不能染色,否则染色时血膜易脱落。

（2）染色时间与染液浓度、染色时温度成反比,而与细胞数量成正比。染液越淡,室温越低,细胞越多,所需时间越长;反之,可减少染色时间。

（3）冲洗时不能先倒掉染液,应先用流水冲去,以防染料沉积在血膜上。

（4）血涂片染色欠佳的可能原因及有效的纠正措施见表5-4。

表5-4 血涂片染色欠佳的可能原因及有效的纠正措施

染色效果	可能原因	有效纠正措施
染色偏红	染液质量不佳、缓冲液偏酸	保证染液质量,更换 pH6.8 缓冲液重新染色
染色偏蓝	① 用新玻片;② 用新配制的染液;③ 缓冲液偏碱	① 应使用清洁中性的载玻片;② 瑞氏染液配好后,应放置一段时间再用;③ 更换缓冲液
染色过淡	染料少、染色时间短、缓冲液多、冲洗时间太长	可复染,复染时应先加缓冲液,创造良好的染色环境,而后加染液,或加染液与缓冲液的混合液,不可先加染液
染色过深	染料多、染色时间长、缓冲液少、冲洗时间太短	可用水冲洗或浸泡在水中一定时间,也可用甲醇脱色
染料颗粒沉积	玻片不干净、染料沉积	可加少许甲醇溶解,但需立即用水冲掉甲醇,以免脱色

（5）对所用染液应进行预染试验。新配制的染液放置一段时间后其中的美蓝逐渐氧化成天青 B,天青 B 对细胞核的着色效果比美蓝好,因此,瑞氏染液放置时间越长染色效果越好,临床上称之为成熟。判断染液成熟程度的简易方法是用正常优质血涂片做预染试验,先用低倍镜观察载有染液的血涂片,认为着色满意后,再按照顺序冲洗,最后用油镜镜检,这样不仅能了解染液的成熟程度,还可以选择合适的染色时间以供临床标本染色时参考。

（6）染液与缓冲液的比例要适当,量要充足,整个染色过程必须保持染液覆盖整个血膜,否则染液蒸发,染料将会沉淀于细胞上,使细胞深染而无法检查。对于细胞较多、较厚的涂片(如红细胞增多症),染液应多些;对于细胞较少的涂片,染液应少些。

（7）染色良好的血涂片,应外观呈浅红色,红细胞呈粉红色,白细胞核呈暗紫红色,染色质结构能辨,粒细胞颗粒呈固有特异的颜色。

【思考题】

如何保证血涂片与染色的质量?

实验五　吉姆萨染色

【目的】

掌握吉姆萨染色(Giemsa staining)方法。

【原理】

吉姆萨染液由天青、伊红组成,其原理和结果观察与瑞氏染色法基本相同。由于细胞着色既有化学亲和反应,又有物理吸附作用,各种细胞由于所含化学成分不同,对染料的亲和力也不一样,染色后呈现出各自的染色特点。吉姆萨染液可将细胞核染成紫红色或蓝紫色、胞浆染成粉红色。吉姆萨染色比瑞氏染色提高了噻嗪染料的质量,加强了天青的作用,对细胞核和寄生虫着色较好,结构显示更清晰,但对胞质和中性颗粒较瑞氏染色着色差。

嗜酸性颗粒为碱性蛋白质,与酸性染料伊红结合,被染成粉红色,称为嗜酸性物质;细胞核蛋白和淋巴细胞胞质为酸性,与碱性染料美蓝或天青结合,被染成紫蓝色,称为嗜碱性物质;中性颗粒呈等电状态,与伊红和美蓝均可结合,被染成淡紫色,称为中性物质。

【材料】

1. 试剂　吉萨姆染液、甲醇。

吉姆萨染液由Ⅰ、Ⅱ液组成,各自配制方法如下:

Ⅰ液:将1.0g吉姆萨染料粉末全部倒入盛有66.0mL甘油的圆锥烧瓶内,在56℃的水浴锅上加热90~120min,使染料与甘油充分混匀溶解,然后加入60℃预热的66.0 mL甲醇,充分摇匀后置棕色瓶中于室温下放置7天,过滤后使用。此种染液放置时间越久,细胞着色越佳。

Ⅱ液[磷酸盐缓冲液(pH6.4~6.8)]:取磷酸二氢钾(无水)6.64g、磷酸氢二钠(无水)2.56g加蒸馏水溶解,再定容至1000mL。配好后用磷酸盐溶液校正pH值,塞紧瓶口贮存。如无缓冲液,可用新鲜蒸馏水代替。

2. 器材　血涂片。

【操作步骤】

1. 将制备好的血涂片一端用蜡笔编号。

2. 干燥的血涂片用甲醇固定3~5min。

3. 将固定的血涂片置于被pH6.4~6.8磷酸盐缓冲液(同瑞氏染色)稀释10~20倍的吉姆萨染液中,浸染10~30min(标本较少可用滴染法)。

4. 用流水缓慢从载玻片一端冲洗(注意勿先倒去染液或直接对血膜冲洗),待干后镜检。

【注意事项】

1. 吉姆萨染色适用于血涂片标本,用于血细胞、疟原虫、立克次氏体及骨髓细胞等的染色。

2. 吉姆萨染色的原理和结果观察与瑞氏染色法基本相同,各有优缺点,为兼顾二者之长,可用复合染色法。即以稀释吉姆萨染液代替缓冲液,按瑞氏染色法染色10min,或先用瑞氏染色法染色后,再用稀释吉姆萨染液复染。现在也有市售的瑞氏-吉姆萨复合染液,可直接用于染色。

【思考题】

简述吉姆萨染色与瑞氏染色各自的优缺点。

实验六 苏木素-伊红染色

苏木素-伊红染色法(hematoxylin – eosin staining),简称 HE 染色法,是石蜡切片技术里常用的染色法之一,也是组织学、胚胎学、病理学教学与科研中最基本、使用最广泛的技术方法。

【目的】

掌握苏木素-伊红染色方法,熟悉注意事项。

【原理】

细胞内部的结构不同,对染料的亲和力也不相同。物质易被碱性或酸性染料着色的性质称为嗜碱性或嗜酸性,而对碱性染料和酸性染料亲和力都比较弱的性质称为中性。在pH6.0 左右的染色液环境中,细胞质的主要成分是蛋白质,一般呈碱性,可与带负电的酸性染料伊红等结合被染成红色;细胞核的主要成分为脱氧核糖核酸(DNA),带负电荷,可与带正电荷的碱性染料苏木素结合被染成紫蓝色。

【材料】

1. 试剂

(1)苏木素溶液:将 5g 苏木素溶于 50mL 95% 乙醇中;另用一只 1000mL 烧杯,将 100g 硫酸铵铝溶于 1000mL 蒸馏水中,加热使其完全溶解;将上述两液混合,迅速加热至沸,离开火源,缓缓加入黄色氧化汞 2.5g 并随时搅拌,再加热至溶液外观呈深紫红色,立即将容器置自来水下冷却。冷却后加入 8 滴冰乙酸,以增强核着色,过滤后贮存在棕色瓶中备用。

(2)伊红溶液:取伊红 Y 16g、重铬酸钾 8g 溶解于 1280mL 蒸馏水中,稍微加热后加入 160mL 苦味酸(饱和水溶液)和 160mL 95% 乙醇。

(3)酸性乙醇溶液:将 1.5mL 盐酸加入 650mL 70% 乙醇中。

(4)碳酸锂溶液:将 1.5mL 饱和碳酸锂加入 650mL 70% 乙醇中。

2. 器材 显微镜、玻璃染缸、载玻片、细胞学涂片。

【操作步骤】

1. 将涂片浸入二甲苯中,5min 后取出。

2. 依次加无水乙醇 15 滴、25 滴。

3. 依次加 95%、80%、70% 乙醇 15 滴,加蒸馏水 15 滴冲洗。

4. 将涂片浸入苏木素溶液中染色 2min,自来水冲洗 1min。

5. 加酸性乙醇溶液 2~3 滴或直到涂片呈红色,自来水冲洗 30s。

6. 浸入碳酸锂溶液 1min,用自来水冲洗至涂片变为蓝色。

7. 加 50% 乙醇 15 滴。

8. 浸入伊红溶液中约 20s,自来水冲洗约 1min。

9. 加 15 滴 95% 乙醇两次,再加无水乙醇 15 滴。

10. 浸入无水乙醇中 1min。

11. 加 15 滴二甲苯两次。

12. 浸入二甲苯中 5~10min。

13. 封片。

【结果判读】

细胞核呈蓝色,细胞质、肌肉、结缔组织、红细胞和嗜伊红颗粒呈不同程度的红色。钙盐和各种微生物也可被染成蓝色或紫蓝色。细胞的着色情况与组织或细胞的种类密切相关,也因其生活周期及病理变化而变化。如某些细胞在新生时胞质对伊红着色较淡或轻度嗜碱,在衰老或发生退行性变时则呈现嗜伊红浓染。胶原纤维在老化和出现透明变性时,伊红着色也由浅变深。

【注意事项】

1. 各种涂片须在湿润状态下进行固定,如干燥后固定则细胞轮廓不清,细胞内结构,尤其是细胞核的微细结构模糊不清。

2. 浸泡涂片能去除多余的染液,但时间过长会导致过度脱色,如涂片冲洗不当,会引起细胞模糊、图像不清晰或细胞丢失等。

3. 酸性乙醇分化切片,浓度有 0.25%、0.5% 和 1%,可根据具体情况自主选择,其目的是将过染的颜色及不该染的色去除。核染色清晰与否主要靠这一步,分化过度,核染色淡,而分化不足,核染色则成一团,分不清。

4. 二甲苯必须更换三次,以确保切片的透明度,利于切片的观察和保存。

5. 苏木素、伊红溶液必须每天过滤,特别是用于癌细胞染色后,以免脱落下来的细胞沾染在以后的标本上。妇科涂片和非妇科涂片应分开染色。积液涂片常含有大量癌细胞,易黏附到其他涂片上,应单独染色。

6. 封片加盖玻片时应尽可能不产生气泡和人为污染。封片用封固剂,用量越少越好,封固剂太多会干扰显微镜观察。

7. 为了缩短某些程度的染色时间,可通过加热的方法来实现。一般是将切片或涂片浸在染色液内,连同染色皿置于 37℃ 或 56℃ 温箱内至所需染色时间。有时染色需用煮沸或近于煮沸的技术,可将染色液在试管内煮沸后倾在载玻片上,或在注满染色液的载玻片下面直接加热。直接加热会因溶剂蒸发而造成染色剂沉淀的现象,可以在倾入染色剂前在切片上覆盖一块方形滤纸加以防范,染色完成后冲洗切片可以很容易地除掉滤纸而又不损伤切片。

8. 苏木素染液使用一段时间后,表面会出现亮晶状漂浮物,可能是液体表面的过氧化物,必须将其过滤除去,以防沉渣污染组织切片。苏木素染液一般染过三四百张切片后着色力会减弱,着色不鲜艳,当呈灰蓝色时应及时更换新液。

9. 染色时间的长短取决于染液对组织的染色作用、室温条件、切片厚薄、固定液的类别、染液配制时间等,需进行调整,故在染色时应使用显微镜观察染色的程度以利于时间的掌握。

10. 如果改变染色液的酸碱度,pH 值升高时,原来被酸性染料染色的物质可变为嗜碱性;pH 值降低时,原来被碱性染料染色的物质则可变为嗜酸性。所以染色液的 pH 值对染色的反应性起一定的作用。

【小结】

苏木素-伊红染色会出现如下问题:

1. 细胞核染色过淡

（1）苏木素溶液被聚乙二醇或固定剂污染,使穿透核能力降低。

（2）苏木素溶液被稀释、使用时间过长或过期。

（3）未用自来水冲去多余的盐酸溶液。盐酸溶液浓度过高或滴加盐酸量过多,会使脱色作用继续。

（4）在含氯自来水中浸泡时间过长,使细胞核褪色。自来水或蓝化溶液 pH 值偏低,使涂片蓝化不足。

（5）涂片固定前,空气干燥时间过长。

（6）固定剂未充分混匀,采用喷雾法时固定剂分布不均,染色不均匀,外观不清晰。喷雾法固定时,固定剂离载玻片距离不当,涂片染色不佳。固定剂未去除油脂、蜡质而干扰染色反应。

（7）苏木素溶液加入几滴冰乙酸,可增强核染色效果。

（8）新购买的载玻片在使用前,应用95% 乙醇溶液浸泡过夜。

2. 细胞核染色过深

（1）滴加的盐酸溶液量少或酸度低。

（2）细胞用固定液固定几分钟后会有部分染色质聚集,此时需要缩短苏木素染色时间。

（3）苏木素染色时间应与涂片的新鲜程度匹配,未固定标本染色时间应缩短。

（4）涂片用高浓度乙醇固定。

（5）涂片含大量血液或蛋白质,在制作涂片前应采用平衡盐溶液洗涤。

3. 细胞质染色不佳

（1）若细胞质染色淡,多因浸泡时间长或乙醇冲洗时间长所致。

（2）若所有细胞的胞质都呈粉红色,说明涂片在空气中干燥时间过长,或涂片被球菌污染,或需要更换染色液。若涂片用固定剂固定,因乙醇含量太高使细胞皱缩,就需要增加染色时间使伊红染料能穿透致密的细胞壁。

（3）细胞质呈灰色或紫色,多因苏木素溶液染色时间长或盐酸溶液未能去除细胞质中多余的苏木素。

（4）染色分布不均匀,细胞边缘染色偏蓝色或绿色,涂片中央较厚区域染色呈红色或橘黄色,多因染色时间或冲洗时间不足所致。所以涂片应小心浸泡在染液中,包括较厚区域,并除去多余的背景染色。

（5）若细胞质染色良好,但颜色偏蓝色、绿色或粉红色,应更换伊红溶液。

（6）伊红溶液加入几滴冰乙酸,可增强细胞质染色效果。

（7）新购买的载玻片在使用前,应用95%乙醇溶液浸泡过夜。

【思考题】

如何进行苏木素-伊红染色的质量控制?

实验七　巴氏染色

【目的】

掌握巴氏染色(Papanicolaou staining)方法,熟悉注意事项。

【原理】

巴氏染色法是脱落细胞染色中最常用的染色方法,特别对女性生殖道涂片的细胞学检查,可显示鳞状上皮不同角化程度,因此可预测女性激素水平。其利用细胞内部的结构不同,对染料的亲和力也不相同进行染色。

苏木素染液:细胞核的主要成分为脱氧核糖核酸(DNA),DNA的双螺旋结构中两条链上的磷酸基向外,带负电荷,呈酸性,可与带正电荷的碱性染料苏木素结合被染成紫蓝色。

分化:苏木素染色之后,用水洗去未结合到细胞上的染液,但是在细胞核中结合过多的染料和细胞浆中吸附的染料必须用1%盐酸乙醇分化液脱去,才能保证细胞核和细胞质染色的分明,这个过程称为染色的分化。因为酸能破坏苏木素的醌型结构,使色素与组织解离,故分化也不能过度。

蓝化:分化后苏木素在酸性条件下处于红色离子状态,在碱性条件下处于蓝色离子状态而呈蓝色,所以分化之后用水洗去酸而中止分化,再用弱碱性水使苏木素染上的细胞核呈蓝色,称蓝化作用。一般用自来水浸洗即可变蓝,也可用温水(50℃温水最佳)浸洗变蓝。

EA染液:细胞质的主要成分是蛋白质,为两性化合物,细胞质的染色与pH值有密切关系,当pH调到蛋白质等电点4.7~5.0时,胞质对外不显电性,此时酸或碱性染料不易染色;当pH调至6.7~6.8,大于蛋白质等电点的pH值时,表现酸性分离,胞质带负电荷,可被带正电荷的染料着色,同时胞核也被染色,胞核和胞质难以区分。因此必须把pH调至胞质等电点以下,在染液中加入醋酸使胞质带正电荷(阳离子),被带负电荷的染料染色,即与带负电的酸性染料伊红等结合被染成红色。EA染液由伊红、亮绿、橘黄等染料配成,EA染液酸碱度对巴氏染色的成功起关键作用,伊红、亮绿、橘黄等属于酸性染料,在溶解剂中其发色团是负离子部分,发色团可与蛋白质中带正电的氨基结合,从而使胞质显蓝色、绿色、橘黄色或红色,但蛋白质所带正负电荷的多少是随溶液的pH值而改变的:在偏碱性环境中,蛋白质的游离羧基增多(带负电);在偏酸性环境中蛋白质的游离氨基增多(带正电)。磷钨酸在染色过程中,不仅可以作为媒染剂增强染料的着色力,同时磷钨酸与碳酸锂还是一对弱酸弱碱的缓冲剂,可中和分化及蓝化时可能留下的少量酸或碱,保证达到理想的染色效果。

【材料】

1. 试剂 目前有商品化试剂盒,既能节约时间,又能达到满意的染色效果。手工配制方法如下:

(1)梯度乙醇溶液:按常规方法配制50%、70%、80%乙醇溶液。

(2)盐酸溶液:按常规方法配制0.5%、0.25%、0.05%盐酸溶液。

(3)蓝化溶液:下列任何一种均可使用。

1)70%乙醇氢氧化铵溶液:将15mL氢氧化铵(NH_4OH)加入985mL 70%乙醇中。

2)碳酸锂溶液

贮存液:取1.5g碳酸锂(Li_2CO_3)溶解于100mL蒸馏水中。

工作液:在1000mL蒸馏水中加30滴贮存液。

3)Scott水溶液:取2g碳酸钠或10g无水硫酸镁($MgSO_4$)或20g结晶硫酸镁($MgSO_4 \cdot 7H_2O$)溶解于1000mL蒸馏水中。

4)自来水:若pH值高于8.0,自来水也可用于蓝化试剂。

(4)苏木素染液:苏木素的配方很多,其中Harris配方最常用。配制方法见表5-5。

表5-5 苏木素的制备

原料	Harris 苏木素	Mayer 改良苏木素	Gill 改良苏木素	Lillie-Mayer 苏木素
苏木素	5g	2g	2g	5g
无水乙醇	50mL	40mL	250mL	40 mL
硫酸铝钾	100g	100g	17g	50g
蒸馏水	1000mL	600mL	750mL	700mL
冰醋酸	40mL		20mL	20mL
氧化剂	氧化汞(HgO)2.5g	碘酸钠($NaIO_3$)0.4g	碘酸钠($NaIO_3$)0.2g	碘酸钠($NaIO_3$)0.2g

1)配制Harris苏木素染液:

①将苏木素溶于无水乙醇。

②用蒸馏水加热溶解硫酸铝钾。

③将溶解的苏木素加入硫酸铝钾溶液中,加热煮沸。

④取下烧杯,离开热源。

⑤缓慢加入氧化汞,并注意防止氧化过程中液体剧烈沸腾外溢。

⑥随即用冰水冷却。

⑦静置过夜后过滤。

⑧使用前加入冰醋酸并混匀、过滤。

2）配制 Mayer 改良苏木素染液：

① 将苏木素溶于无水乙醇。

② 用蒸馏水加热溶解硫酸铝钾。

③ 将溶解的苏木素加入硫酸铝钾溶液中，加热煮沸 2min。

④ 再用蒸馏水补足至 600mL。

⑤ 加入碘酸钠充分混匀。

3）配制 Gill 改良苏木素染液：

① 将苏木素溶于无水乙醇。

② 用蒸馏水加热溶解硫酸铝钾。

③ 将溶解的苏木素加入硫酸铝钾溶液中。

④ 加入碘酸钠，待苏木素氧化成紫红色，加入冰醋酸。

⑤ 使用前过滤。

4）配制 Lillie-Mayer 苏木素染液：

① 用蒸馏水加热溶解硫酸铝钾。

② 加入苏木素，搅拌使之溶解。

③ 待温度升至 80℃ 加入碘酸钠。

④ 煮沸 3～5min，温度稍下降后加入 300mL 甘油。

⑤ 冷却后过滤，使用前加入冰醋酸。

（5）细胞质染液（橘黄 G6 和 EA 染液）

1）橘黄 G6（orange G6，OG6）溶液的配制：将原料按比例混合，贮存于有盖棕色瓶中，使用前过滤。

有以下两种配制方法：

① 10% OG6 水溶液 50mL + 95% 乙醇 950mL + 磷钨酸 0.15g。

② 10% OG6 水溶液 20mL + 95% 乙醇 980mL + 磷钨酸 0.15g。

2）EA 染液常用 EA36 和 EA50，具体配制方法如下。

① EA36 染液

A. EA36 储备液

A 液：取亮绿 0.5g，溶于 5mL 蒸馏水中，溶解后加入无水乙醇至 100mL。

B 液：取伊红 0.5g，溶于 5mL 蒸馏水中，溶解后加入无水乙醇至 100mL。

C 液：取俾士麦棕 0.5g，溶于 5mL 蒸馏水中，溶解后加入无水乙醇至 100mL。

B. EA36 工作液

EA36 储备液的 A 液	45mL
EA36 储备液的 B 液	45mL
EA36 储备液的 C 液	10mL
磷钨酸	0.2g
碳酸锂饱和水溶液	1 滴

② EA50 染液

3% 亮绿水溶液	10mL
纯甲醇	250mL
20% 伊红溶液	20mL
冰醋酸	20mL
磷钨酸（水溶后加入）	2g
95% 乙醇	700mL

（6）封固剂：能防止涂片上细胞的机械性损伤，避免与空气接触氧化和褪色。Eukitt、Pro-Texx、Permount 封固剂适用于 Gelman 和 Millipore 滤膜标本，Htistoclad 封固剂适用于聚碳酸酯微孔膜标本，Permount 和 Harleco HSR 封固剂适用于普通载玻片和磨砂载玻片标本。使用封固剂时，应保持 pH 值接近中性，以防褪色。一般在 100mL 封固剂中加 1g 丁羟甲苯能防止褪色。

2. 器材　显微镜、玻璃染缸、盖玻片、细胞学涂片、烧杯、量筒、中性树胶、玻棒、漏斗、电磁炉、滤纸。

【操作步骤】

1. 巴氏染色法步骤

（1）将湿涂片依次浸入 80%、70%、50% 乙醇溶液中各 30s，再浸入蒸馏水中 30s。

（2）浸入苏木素染液中 4~6min，再浸入蒸馏水中 30s。

（3）浸入 0.5% 盐酸溶液中 15s，然后流水冲洗。

（4）依次浸入 50% 乙醇溶液、70% 乙醇氢氧化铵溶液中各 30s。

（5）依次浸入 70%、80%、95% 乙醇溶液中各 30s。

（6）浸入橘黄 G6 染色液中 4min。

（7）浸入 95% 乙醇溶液中 2 次，每次 30s。

（8）浸入 EA36 或 EA50 染色液中 2min。

（9）浸入 95% 乙醇溶液 2 次，每次 30s。

（10）浸入无水乙醇溶液 2 次，每次 4min。

（11）浸入二甲苯溶液中 2 次，每次 30s。

（12）树胶封固。

2. 快速巴氏染色法步骤

（1）涂片在空气中干燥。

（2）生理盐水水合 30s。

（3）乙醇福尔马林溶液（由 300mL 37%~40% 甲醛溶液 +2053mL 95% 乙醇 +647mL 蒸馏水制成）固定 10s。

（4）慢慢滴加水 6 滴。

（5）慢慢滴加苏木素溶液 2 滴。

（6）慢慢滴加水 6 滴。

（7）慢慢滴加 95% 乙醇 6 滴。

（8）极慢地滴加细胞质染液 4 滴。

（9）慢慢滴加 95% 乙醇 6 滴。

（10）慢慢滴加 100% 乙醇 6 滴。

（11）慢慢滴加二甲苯 10 滴。

（12）封片。

【结果判读】

细胞核被染成深蓝色。由于细胞的类型和分化程度不同,细胞质的染色也不相同。鳞状上皮底层、中层及表层角化前细胞胞质被染成绿色,表层不全角化细胞胞质被染成粉红色,完全角化细胞胞质呈橘黄色;高分化鳞癌细胞可被染成粉红色或橘黄色;腺癌胞质呈灰蓝色;中性粒细胞和淋巴细胞、吞噬细胞胞质均为蓝色;红细胞被染成粉红色,黏液被染成淡蓝色或粉红色。

【注意事项】

1. Harris 苏木素由于染色时间短、效果好,故为当前使用最广泛的染液;Mayer 苏木素染细胞核时不会过染,时间可在 20~30min,常用作常规切片的染色,染色的细胞核染色质清晰可见,核呈灰黑色。如果先用天青石蓝为媒染剂,染色时间可在 2~3min 完成。

2. 苏木素溶液浸染的时间一般为 4~6min,但苏木素根据氧化方式不同,使用时间也不尽相同。使用氧化汞配制的苏木素(如 Harris),由于氧化汞氧化能力极强,故新鲜配制的染色效果佳;而明矾配制的苏木素,则需在空气中放置一定时间,待其自然氧化成熟后染色效果会逐步提升。一般使用苏木素染色有以下 2 种方法:

① 过染法:首先有意识地进行深染,然后通过盐酸酸化过程使核染色趋于合适。这种方法能够在酸化过程中把胞质内黏附多余的苏木素染料去掉,使胞质染色更为鲜艳、清晰,多用于黏液多的标本。

② 淡染法:在核染色过程中,严格掌握染色时间,使核染色适宜而不用盐酸酸化,但是残存的苏木素可能会影响伊红染色的效果。该法主要用于黏液少的标本,可以避免在酸化和自来水冲洗的过程中细胞成片脱落。

3. 碱化的过程也称为返蓝的过程,可以使用饱和碳酸锂或 3% 氨水碱化,目的是使苏木素尽早显色。另外,用流水冲洗可使蓝色显色更为鲜艳。碱性溶液亦需要充分漂洗干净,才不会影响下一步胞质的着色及标本制成后的颜色保存。碱化溶液和酸化溶液一样,至少每天更换一次。

4. 由于橘黄 G 是一种小分子染料,故作用于胞质的速度很快,染色时间不宜过长,通常为 1~2min。对于宫颈、阴道上皮中非正常角化细胞和角化型鳞癌细胞,胞质中都可以出现鲜艳的橘黄色。

【思考题】

如何进行巴氏染色的质量控制?

（郭敏 冯萍）

第六章 病原生物学及免疫学检验技术

实验一 消毒灭菌技术

【原理】

消毒是应用物理或化学的方法杀死物品上或环境中的病原微生物,但不能杀死细菌的芽孢。灭菌是应用物理或化学的方法杀死物品上或环境中的所有微生物,包括细菌的芽孢。因此,只有灭菌的物品才是无菌状态,而消毒的物品虽然没有达到无菌状态,但因为消毒已杀灭绝大多数微生物,所以也广泛应用于临床。

常用的消毒灭菌方法很多,包括物理、化学、生物等方法。物理方法主要是通过高温高压使细胞原生质破坏变性,从而杀灭各种微生物,或者利用紫外线破坏细胞的 DNA,达到消毒灭菌的目的,对于有些不耐热的液体,如血清、疫苗、抗生素、糖类溶液等,不宜用高温加热的方法灭菌,常用细菌过滤器除菌。细菌过滤器的孔径极小,可以阻挡细菌通过。

化学消毒灭菌的方法主要是通过化学药剂杀菌或抑菌,常用乙醇、碘酒、次氯酸、龙胆紫、高锰酸钾、新洁尔灭、石炭酸、环氧乙烷等。

在医学实践过程中,常需要对使用物品或周围环境消毒灭菌,因此掌握常用的消毒灭菌方法,有利于工作顺利进行。

【操作步骤】

(一)高温灭菌法

1. 火焰灭菌法 对于被病菌污染了的废纸、残渣等不需要回收的物品,直接用火焚烧。接种环、接种针等金属用品,直接在酒精灯火焰上烧红烧热,就可以达到灭菌的目的。此法迅速、彻底、简单,但破坏性较大,对于精细的金属物品不适用。

2. 干热灭菌法 把待灭菌的物品包装好,放入电热干燥箱(图6-1)中烘烤,加热到160℃ 2h 或 170℃ 1h,利用热空气的对流交换杀死物品上的一切微生物,达到灭菌的目的。玻璃器皿、金属用品等耐高温又不适用于其他方法灭菌的物品都可以用此方法灭菌。

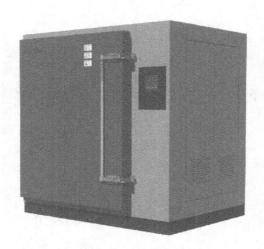

图 6-1　电热干燥箱

使用电热干燥箱时需注意以下几点：

（1）玻璃器皿如吸管、滴管、培养皿、培养瓶等在灭菌前应洗净晾干,最好用金属套筒包装,避免带有水滴,否则遇高温易炸裂。

（2）灭菌物品在箱中不要堆放太满,物品之间留有一定的空隙,一般不超过总容量的2/3。

（3）灭菌温度控制在 160～170℃,不宜超过 180℃,否则纸或棉织品等纤维材料就会烤焦甚至燃烧。

（4）灭菌完毕后等其自然降温到 50℃以下时再打开箱门取出物品,以免打开箱门骤然降温使玻璃器皿炸裂。

干热灭菌法虽然简单易行,且能杀灭细菌芽孢,但容易加热不均匀,灭菌效果不如湿热灭菌法。

3. 巴氏消毒法和煮沸消毒法

（1）巴氏消毒法:将待消毒的物品,采用 60～65℃加热 30min 或 70℃加热 15～30s 处理,可以杀灭物品中的无芽孢病原菌和部分微生物营养体,又不破坏物品的性状,常用于血清、牛奶、饮料、葡萄酒等的消毒处理。

（2）煮沸消毒法:常用来处理污染的玻璃器皿、玻片、日常用具等,将其煮沸 100℃,维持 30min,杀死大部分微生物后再清洗干燥。

4. 高压蒸汽灭菌法　在密闭的高压蒸汽锅中进行,是灭菌技术中应用最广、效果最好的高温灭菌法之一。外科手术器械、玻璃器皿、普通培养基、无菌液体、金属物品、橡胶物品、传染性用品等均可采用此法灭菌。

在密闭的高压锅中,加热使水产生蒸汽,驱除高压锅中的冷空气后,密闭使蒸汽不能逸出,随着压力的不断升高,蒸汽的温度也随之升高,蒸汽的穿透力大,吸收高温蒸汽的菌体蛋白质易凝固,所以在同一温度下湿热灭菌法比干热灭菌法效果好。在干热灭菌时,需160～170℃,维持 1～2h 才能杀灭细菌的芽孢,而湿热灭菌时,121℃维持 20min 就能杀灭细菌的芽孢。因此,一般将杀灭细菌芽孢作为彻底灭菌的标准。

以常用的全自动高压蒸汽灭菌锅(图6-2)为例,其操作步骤如下:

(1)检查高压蒸汽灭菌锅的外观和性能:仪表是否完好,高压锅使用年限是否到期,保证有效电源等。

(2)加水:根据使用说明书,打开灭菌锅盖,向锅内加入适量去离子水或开水。一般锅内没有水位线标志,不可过多或过少。

(3)放入待灭菌的物品:将待灭菌的物品包装好放入灭菌篮中,不可放得太多、太紧,一般不超过容积的2/3,以免影响蒸汽的流通。

(4)盖好高压蒸汽灭菌锅的锅盖:旋好锅盖开关,检查锅盖是否盖好,不可过紧或过松,过紧容易使密封圈损坏,过松易漏气。

(5)选择灭菌温度、时间和灭菌压力:根据灭菌物品的性质,选择合适的灭菌时间、温度和压力。一般手术器械、金属物品、玻璃器皿、普通培养基等选用高磅灭菌20~30min,含易被热破坏的物质(如糖类、醇类、氨基酸等),选用低磅灭菌20~30min(表6-1)。

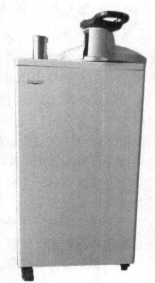

图6-2　高压蒸汽灭菌锅

表6-1　高压蒸汽灭菌时常用的灭菌压力、温度、时间

	压力		温度/℃	时间/min
	MPa	kg/cm²		
低磅	0.04	0.35	109.0	20~30
低磅	0.07	0.70	115.5	20~30
高磅	0.11	1.05	121.5	20~30
高磅	0.14	1.41	126.5	20~30

(6)灭菌完毕处理:全自动高压蒸汽灭菌锅自动运行,完成加温、排放锅内冷空气、升压、维持压力、降压、排气的过程,有的高压锅附带有干燥功能。待压力表显示压力降至零时,关闭电源,慢慢打开锅盖,取出灭菌物品,千万不可在压力未完全降至零时打开锅盖,以免液体沸腾冲出。灭菌完毕,排出锅内余水,擦干密封圈上和内壁的水汽,做好高压蒸汽灭菌锅的保养工作。

(7)检查灭菌效果:高压蒸汽灭菌锅的灭菌效果常用两种方法检验:一种是化学指示法,将化学指示卡或指示胶带放入待灭菌的物品中,经一个灭菌周期后取出,根据其颜色及性状的改变来判断是否达到灭菌效果。另一种是生物监测法,将嗜热脂肪芽孢杆菌作为指示菌,将含有一定数量嗜热脂肪芽孢杆菌的菌片装入小纸袋中,和待灭菌的物品一同灭菌,结束后取出,接种于培养基中,观察培养基颜色的变化。

(8)灭菌物品保存:将已灭菌的物品写好灭菌时间,放在干燥阴暗的地方保存,培养基类的放在4℃冰箱或冷库中保存,根据密封程度和保存条件,一般有效期为7天至半年。

（二）紫外线灭菌法

波长 250～265nm 的紫外线可以导致双链 DNA 的胸腺嘧啶形成胸腺嘧啶二聚体和胞嘧啶水合物,干扰和抑制微生物 DNA 的正常复制,具有杀菌效果。另外,空气在紫外线辐射下产生臭氧,也有一定的杀菌作用,但紫外线的穿透力差,一般只适用于空气和物品表面的消毒。

一般紫外线灭菌利用紫外线灯进行,物品表面消毒时,紫外线灯距照射物 1m,空气消毒时根据房间大小,选择一个或两个紫外线灯照射。由于紫外线对人的眼睛和皮肤有伤害,所以使用时应注意避免暴露在紫外线照射下。

以紫外线杀灭细菌实验为例,操作步骤如下:

（1）取普通琼脂平板培养基 1 块,用接种环或无菌棉签取大肠埃希菌肉汤培养物,均匀接种于整个平板表面。

（2）将平板置于紫外线灯下 20cm 处,将平板盖打开一半,覆盖一部分培养基,另一部分培养基暴露在紫外线灯下。

（3）打开紫外线灯开关,照射 30min。

（4）关闭紫外线灯开关,将平板盖好,置入 37℃ 恒温箱中培养 18～24h,观察结果。

（5）取出平板,可见紫外线照射部分没有细菌生长,而被平板盖遮挡部分细菌生长良好（彩图 3）。

（三）滤过除菌法

滤过除菌是通过机械作用滤除液体或气体中的细菌,根据不同的需要选择不同的滤器和滤膜材料。常用滤器有蔡氏滤菌器、玻璃滤菌器、滤膜滤菌器等。该方法最大的优点是可以不破坏液体中的成分,因此常用于细胞培养液、血清、疫苗、抗生素等物质的除菌。

以少量溶液除菌为例,可选用成品的微孔滤膜过滤器（图 6-3）。

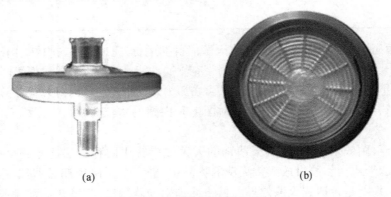

(a)　　　　　　　　　　　　　　(b)

图 6-3　微孔滤膜过滤器

常用的滤膜孔径为 0.22μm。成品的微孔滤膜过滤器已经灭菌处理,小心打开包装,将待除菌溶液吸入针筒,排除针筒内空气,连接微孔滤膜过滤器的入口,将滤器出口连接一无菌容器,轻轻推动针筒内塞,让溶液缓缓流过滤器,滤膜孔径很小,可将各种微生物阻留在上面,但溶液分子却可以通过滤膜。另外,滤膜经过处理后含大量的阳性电荷,而绝大多数微生物表面富含阴性电荷,也可以将微生物吸附在滤膜表面。溶液经过滤后不含细菌等微生物,但由于病毒分子太小,滤器不能去除。

(四)化学药剂消毒灭菌法

化学药剂消毒灭菌法是应用能抑制或杀死微生物的化学制剂进行消毒灭菌的方法。在临床实践中,皮肤消毒常选用刺激性小的化学制剂,如75%乙醇、碘酊、碘伏、龙胆紫、新洁尔灭等,物品表面或地面消毒常用次氯酸、酚类等。

以碘酒和75%乙醇消毒手指皮肤实验为例,操作步骤如下:

(1)取普通营养琼脂平板一块,用记号笔在平板底部划出三等份,分别标记Ⅰ、Ⅱ、Ⅲ。

(2)以左手食指为代表进行检查。在未洗手前用左手食指在平板Ⅰ区表面轻轻滚动按压,勿压破琼脂。

(3)在流水下用洗手液和毛刷充分刷洗该手指至少3min,以流水洗净洗手液,晾干手指,勿接触其他物体。用该食指在平板Ⅱ区表面轻轻滚动按压,勿压破琼脂。

(4)将该手指用碘酒棉球擦拭消毒,并用75%乙醇棉球再擦拭一遍,晾干手指,用该食指在平板Ⅲ区表面轻轻滚动按压,勿压破琼脂。

(5)盖好平板,倒扣,置于37℃恒温箱中培养18~24h。

(6)观察平板各区内有无微生物生长,如有生长,数出生长的菌落数并记录,比较一下洗手前、洗手后、碘酒消毒后微生物数的变化。

【思考题】

1. 高压蒸汽灭菌法和干热灭菌法各有哪些优缺点?请设计比较这两种方法的灭菌效果的实验方案。

2. 紫外线灭菌法的注意事项有哪些?

3. 在实际操作过程中,如何选择合适的消毒灭菌方法?请举出3~4个不同的例子加以说明。

实验二 革兰氏染色法及细菌基本形态观察

【原理】

由于细菌个体微小,无色半透明,在普通光学显微镜下不易清晰观察,需要经染色来增加反差,从而有利于观察细菌的形态和特点。因此,细菌染色法是细菌形态学检查的一项基本技术。

细菌染色法可分为单染色法和复染色法。单染色法只用一种染料,细菌被染成一种颜色,在显微镜下可以观察细菌的形态、大小、排列方式等,但无法鉴别细菌。复染色法通常使用两种以上不同颜色的染料进行染色,由于不同细菌或细菌的不同结构对染料的反应性不同,而被染成不同的颜色,因此又称鉴别染色法。

革兰氏染色法是 1884 年由丹麦科学家 Christain Gram 创立的,后经不断改进,距今已有 130 多年,但仍是细菌学中最重要和最常用的鉴别染色法。

革兰氏染色法的基本步骤有四步:先用结晶紫初染,再用碘液媒染,然后用乙醇脱色,最后用复红或沙黄复染。经四步染色后,保留初染剂结晶紫颜色的细菌为革兰氏阳性菌,如果初染剂结晶紫被乙醇脱色,而后染上复染剂颜色的细菌称为革兰氏阴性菌。

革兰氏染色法将细菌分为革兰氏阳性菌和革兰氏阴性菌,主要是由这两类菌的细胞壁的结构和组成不同决定的。革兰氏阳性菌的细胞壁主要由肽聚糖形成的网状结构组成,壁厚,类脂质含量低,用乙醇脱色时,结晶紫-碘复合物不易被洗脱而保留在细胞内,细菌经脱色和复染后仍保留蓝紫色。革兰氏阴性菌的细胞壁肽聚糖层较薄,类脂质含量高,用乙醇脱色时,类脂质被溶解,细胞壁通透性增大,结晶紫-碘复合物易被洗脱,用复染剂染色后,细菌就被染成复染剂的颜色。

【材料】

1. 菌种　大肠埃希菌 24h 营养琼脂平板培养物、金黄色葡萄球菌 24h 营养琼脂平板培养物。

2. 试剂　革兰氏染液。

（1）初染剂:结晶紫。

（2）媒染剂:卢戈氏碘液。

（3）脱色剂:95% 乙醇。

（4）复染剂:稀释复红。

3. 器材　载玻片、接种环、酒精灯、火柴、生理盐水、记号笔、染色架、吸水纸、显微镜、镜油等。

【操作步骤】

1. 涂片　取一张洁净的载玻片,用记号笔在底部标上涂片的位置并标记大肠埃希菌和金黄色葡萄球菌。将接种环置于酒精灯火焰上半部烧灼灭菌,待冷却后取一环生理盐水置于载玻片一端,同法再取一环生理盐水置于载玻片另一端。

将接种环再次置于酒精灯火焰上半部烧灼灭菌,待冷却后以无菌操作方法刮取平板上的大肠埃希菌,注意量不要太多,不可将琼脂刮下,将大肠埃希菌放入生理盐水中研磨均匀,制成直径约 1cm 的薄层涂片。同法刮取金黄色葡萄球菌在载玻片另一端制成涂片。

2. 干燥　将细菌涂片放在室温下待其自然干燥。或将涂有细菌的一面朝上,在酒精灯火焰上方烘干。注意温度不可过高,以不烫手为宜,切勿靠紧火焰,防止细菌烤焦。

3. 固定　手持载玻片一端,涂有细菌的一面朝上,将载玻片在酒精灯火焰外层来回快速通过 3 次,使细菌固定在载玻片上,同时杀死细菌。

4. 染色

（1）初染:将载玻片平置于染色架上,在细菌涂片处滴加结晶紫 2~3 滴,染液要全部覆盖涂片部位,染 1min,以细水流冲洗染液,甩干载玻片上积水。

（2）媒染:在细菌涂片处滴加卢戈氏碘液 2~3 滴,染 1min,以细水流冲洗染液,甩干载玻片上积水。

（3）脱色：滴加95%乙醇数滴于载玻片上，轻轻晃动载玻片，至无紫色染料流出为止，时间为20~30s，以细水流冲洗乙醇，甩干载玻片上积水。

（4）复染：在细菌涂片处滴加稀释复红2~3滴，染1min，以细水流冲洗染液，甩干载玻片上积水。让载玻片自然干燥或用吸水纸吸干水分，注意不可用吸水纸来回擦拭。

5. 镜检　在染好的标本片上滴加一滴镜油，置于显微镜油镜下观察结果。

【结果判读】

细菌经革兰氏染色后，在显微镜下可以从以下几方面来观察结果：细菌的颜色、革兰氏反应性、大小、形态、排列方式、特殊结构等。大肠埃希菌在显微镜下呈红色，是革兰氏阴性菌，杆菌形态，大小$0.5\mu m \times 2\mu m$左右，散在分布，无荚膜和芽孢。金黄色葡萄球菌在显微镜下呈紫色，是革兰氏阳性菌，球菌形态，直径$0.5~1.5\mu m$，葡萄串状排列，无荚膜和芽孢。

【注意事项】

1. 载玻片要清洁无油渍，否则菌液不易涂均匀。取菌量适宜，涂片不可过厚或过薄，过厚则容易脱色不完全造成假阳性，过薄则不易观察结果。

2. 染液要完全覆盖菌膜，避免漏染。细水流冲洗时水流要缓慢，不可直接冲洗菌膜处。

3. 脱色时间是关键，以不再有染料逸出为度，否则易出现假阳性或假阴性。

【思考题】

1. 革兰氏染色法的影响因素有哪些？关键步骤是什么？为什么？

2. 试述革兰氏染色法的临床意义。

实验三　细菌培养基的制备

【原理】

培养基是人工配制的适合微生物生长繁殖的营养基质。在自然界中，微生物种类繁多，营养类型多样，所需的培养基的种类也很多，尽管培养基有不同的类型，但均应具备以下几个基本条件：① 适宜的营养成分，如水分、碳源、氮源、无机盐等。② 适宜的 pH 值。③ 无菌。

根据培养微生物的种类和研究目的的不同，培养基可分为基础培养基、营养培养基、鉴别培养基和选择培养基。如果按培养基的物理性状来区分，培养基可分为固体培养基、半固体培养基和液体培养基。

无论制备哪种培养基，其基本的步骤都差不多，下面以配制营养琼脂平板为例。

【材料】

1. 试剂　营养琼脂培养基、1mol/L NaOH、1mol/L HCl。

营养琼脂培养基配方：

NaCl	5.0g
蛋白胨	10.0g
牛肉膏	3.0g

蒸馏水　　　　1000mL
琼脂粉　　　　2.5g
pH　　　　　　7.4~7.6

2. 器材　天平、称量纸、药匙、烧杯、量筒、三角烧瓶、玻棒、三角瓶塞、pH 试纸、滴管、记号笔、麻绳、牛皮纸、电炉或沸水锅、高压蒸汽灭菌锅、超净工作台、无菌平板若干、37℃恒温培养箱等。

【操作步骤】

1. 按配方计算各成分的用量。

2. 称量　按计算好的用量准确称取 NaCl、蛋白胨、牛肉膏放入烧杯中,称量顺序一般为先盐后糖,再称取粉剂,最后称取膏状试剂。牛肉膏常用玻棒挑取放在小烧杯中称量,用热水融化后倒入大烧杯中;或者放在称量纸上,称量后直接放入水中,稍加热后牛肉膏就会与称量纸分离,然后取出纸片。琼脂粉称量后不立即加入烧杯中,待调好 pH 值后再加入。

3. 溶化　将烧杯置于电炉上或沸水锅中加热,促使各成分溶解,期间用玻棒搅拌,防止底部烧糊。

4. 调节 pH　待完全溶解后,先用 pH 试纸测量培养基的 pH 值,一般原始培养基的 pH 值小于7.0,用滴管向培养基中逐滴加入 1mol/L NaOH,边加边搅拌,调 pH 值至 7.4~7.6;反之,用 1mol/L HCl 调节。

5. 加入琼脂粉,加热融化。

6. 分装　按实验要求,将配制好的培养基趁热分装至三角烧瓶中,每瓶量根据需要而定,以不超过三角烧瓶容积的一半为宜。如果分装到试管中,注意量不要超过试管的1/3。

7. 包装　培养基分装完毕,塞上三角烧瓶塞,用牛皮纸包好瓶口,扎好棉绳,防止高压灭菌时培养基冲出瓶口。用记号笔注明培养基名称、灭菌方式、配制日期和配制人。

8. 灭菌　将上述培养基以高磅(0.11Mpa,121℃)、高压蒸汽灭菌 20~30min。

灭菌方式有多种,不同的培养基选择不同的灭菌方式,详细内容参见本章实验一。

9. 倾注平板　将灭菌的三角烧瓶培养基冷却至56℃左右,但不能凝固,在超净工作台上,以无菌操作手法,倾倒入无菌平板中(直径7.5cm 的平板中大约倒入 13mL 营养琼脂培养基,厚度在 4~5mm)。固体培养基分装后按照不同的要求可以摆成平面、斜面等形状。

10. 保存　当平板中的培养基完全凝固后,倒扣摆入 4℃冰箱中保存。

11. 质量控制　培养基的质量控制包括两方面,即无菌检查和培养基的效果检查。将培养基放入 37℃恒温培养箱中培养 24~48h,观察是否有微生物生长,以检查灭菌是否彻底。效果检查可以接种指示菌,观察指示菌的生长情况,判断有无达到预期目标。

【注意事项】

1. 配制培养基一般选用玻璃器皿,还可以用铝锅、陶瓷锅,但不可用铜、铁等金属类容器,以免铜离子进入培养基。

2. 若要在培养基中加染料、指示剂、胆盐、琼脂等成分,需在调好 pH 后加入。

3. 加热融化及高压灭菌时注意安全防护,戴上隔热手套操作。

4. 倾注平板时注意琼脂的温度,过高易产生冷凝水,过低则琼脂易凝固而使平板表面不平。

【思考题】

1. 培养基配好后为什么要立即灭菌？
2. 配制培养基的过程中有哪些注意事项？为什么？

实验四　细菌分离接种技术

【原理】

自然界中存在着大量的细菌，即使少量的样品中也有可能含有许多种类不同的细菌，要研究某种细菌的特点，最好能得到这种细菌的纯培养物。绝大多数细菌都可以在人工配制的培养基中生长繁殖，不同的细菌具有不同的培养特性，因此，选择合适的培养基，并采用适当的接种技术，可以达到分离细菌、获得纯培养物、鉴定细菌的特征等目的。

细菌的分离接种技术是病原生物学实验中的一项基本操作技术，包括细菌的分离培养接种法和纯种细菌的接种法。

（一）常用的细菌接种工具

常用的细菌接种工具有接种环、接种针、接种钩、涂布棒、棉签、吸管等（彩图4）。

1. 接种环　用白金丝或拉直的镍铬合金电炉丝制成，一端绕成小环，直径3～4mm，环要密闭，长5～7cm，固定在长约20cm的接种柄上。
2. 接种针　与接种环相似，但一端没有环，呈针状。
3. 接种钩　与接种环相似，但一端不是环，而是弯成平钩状。
4. 涂布棒　又称L棒，以玻璃制成。
5. 棉签　已消毒灭菌过。
6. 吸管　装在合适的容器中消毒灭菌后备用。

接种环、接种针、接种钩在每次使用前后都必须在酒精灯火焰上烧灼灭菌。灭菌时，右手以执笔式持接种环（针、钩）的柄，将金属头倾斜60°立于酒精灯火焰外层烧灼，使之变红，逐渐下移，将连接金属丝的金属棒和接头处也通过火焰数次，灭菌后的接种环（针、钩）不能再触及其他有菌物品。取菌时，必须待接种环（针、钩）冷却后方可使用（彩图5）。

涂布棒一般装入容器中高压灭菌后备用，也可以蘸取无水乙醇，在火焰上烧灼灭菌，完全冷却后使用。

（二）平板分区划线分离接种法

【材料】

1. 菌种　大肠埃希菌和金黄色葡萄球菌的混合肉汤培养物。
2. 器材　接种环、酒精灯、火柴、无菌营养琼脂平板、记号笔、试管及试管架、37℃恒温培养箱、超净工作台。

【操作步骤】

将所用器材放在生物安全柜上,打开工作台的风机,所有操作在超净工作台上进行。

1. 取菌液 右手持接种环,烧灼灭菌后待冷却。左手持菌液试管,以右手小指打开试管塞,并以右手小指和掌心夹住试管塞。将试管口快速通过酒精灯火焰灭菌。将冷却好的接种环伸入试管内,取一环菌液。随后盖上试管塞,将菌液试管放在试管架上。

2. 分区划线接种平板 左手掌托起平板底部,用左手拇指和无名指将平板盖打开45°,靠近酒精灯火焰操作,以免空气中杂菌落入平板。将蘸有菌液的接种环从平板开口处伸入平板内,轻轻将菌液涂布于紧靠平板边的培养基表面,接种环与培养基表面呈30°,然后以"之"字形连续来回在培养基表面划线5~6次,称为一区。一区面积约占平板面积的1/5,划线时注意用力均匀,运用腕力移动接种环在培养基表面滑行,避免划破培养基表面。

右手将接种环在酒精灯火焰上烧灼灭菌,冷却。左手掌心将平板稍转动一定的角度。同样方法打开平板,用接种环接触一区表面,以蘸取少量的细菌,再在平板上以相同手法划线,称二区。二区面积与一区相当,接种线与一区有3~4次交叉。此时,二区的细菌量比一区要少很多。

同法划第三区,第三区的细菌量比第二区少很多。

同法,在剩余平板表面划第四区,第四区的细菌数比第三区少很多。依此法持续进行,直至能分出单个的细菌。

应注意,每一区的起始线都必须和前一区的部分划线接触,每一区的划线尽可能密而不重叠,充分利用平板面积。

3. 培养 接种完毕,盖上平板盖,在底部用记号笔标记菌液名称、接种时间和接种人。将平板倒扣,放入37℃恒温培养箱中培养18~24h,观察结果。

【结果判读】

在琼脂平板上,由一个细菌生长繁殖形成的肉眼可见的细菌集团称为单个菌落。每种细菌的菌落有其特征,可以作为鉴别细菌的依据之一。细菌的单个菌落可以从下列几方面来观察:大小、形状、表面、边缘、湿润度、透明度、色素等。如在血平板上生长的菌落还可以观察到溶血情况。

本次实验的平板上一区、二区为菌苔,未见单个菌落,三区、四区可见2种不同的菌落:一种中等大小,灰白色,光滑湿润,为大肠埃希菌的单个菌落;另一种中等大小,金黄色,光滑湿润,为金黄色葡萄球菌的单个菌落(彩图6)。

【注意事项】

1. 整个操作过程中注意无菌。

2. 划线时注意动作轻柔连贯,用接种环边缘划线,划线要细,接种环与培养基之间角度不要过大,尽量避免划破培养基。

(三)平板连续划线分离接种法

平板连续划线法的实验过程基本与分区划线法相同,但在平板上划线不分区,而是连续做"之"字形划线(彩图7),这种方法适合于标本中细菌数较少的情况。

（四）稀释涂布接种法

【材料】

1. 菌种 大肠埃希菌 6h 肉汤培养物。

2. 器材 玻璃涂布棒（L 棒）、灯用酒精、无菌吸管、无菌大试管、无菌生理盐水、洗耳球、酒精灯、火柴、无菌营养琼脂平板、记号笔、试管架、37℃ 恒温培养箱、超净工作台。

【操作步骤】

将所用器材放在超净工作台上，打开工作台的风机，所有操作在超净工作台上进行。

1. 制备大肠埃希菌稀释液 用无菌吸管取 1mL 大肠埃希菌 6h 肉汤培养物，加入盛有 9mL 无菌生理盐水的大试管中充分混匀。然后用无菌吸管从此试管中吸取 1mL 加入另一支盛有 9mL 无菌生理盐水的大试管中充分混匀。以此类推，制成 10^{-1}、10^{-2}、10^{-3}、10^{-4}、10^{-5}、10^{-6} 不同稀释度的菌液。

2. 涂布接种 取 3 块无菌营养琼脂平板，在平板底部标上 10^{-4}、10^{-5}、10^{-6} 三种稀释度，然后用无菌吸管分别吸取 10^{-4}、10^{-5}、10^{-6} 稀释度的菌液各 0.1mL，加入对应的平板中央。将涂布棒蘸取少量灯用酒精，在酒精灯上烧灼灭菌，等涂布棒冷却，用涂布棒将菌液均匀摊铺在培养基表面。

3. 培养 将涂布棒重新灭菌收起，培养基放在室温下静置 5～10min，使菌液吸附进培养基。倒扣平板，放入 37℃ 恒温培养箱中培养 18～24h，观察结果。

【结果判读】

在稀释度合适的平板上长出灰白半透明的单个菌落，光滑湿润、中等大小。根据需要，选取合适的单个菌落进行下一步的研究。

（五）斜面接种法

斜面接种法是将微生物从一个培养基上接种至另一个新鲜斜面培养基上的方法，这种方法适合于纯种细菌的接种。

【材料】

1. 菌种 大肠埃希菌营养琼脂平板培养物。

2. 器材 接种环、酒精灯、火柴、营养琼脂斜面培养基、记号笔、试管及试管架、37℃ 恒温培养箱、超净工作台。

【操作步骤】

将所用器材放在超净工作台上，打开工作台的风机，所有操作在超净工作台上进行。

1. 取菌 将接种环放在酒精灯火焰上烧灼灭菌，冷却。左手掌托起平板底部，用左手拇指和无名指将平板盖打开 45°，靠近酒精灯火焰操作，以免空气中杂菌落入平板。将接种环从平板开口处伸入平板内，轻轻刮取一个单菌落，放下平板。

2. 接种 左手持营养琼脂斜面培养基，以右手小指打开试管塞，并以右手小指和掌心夹住试管塞。将试管口快速通过酒精灯火焰灭菌。将接种环伸入试管内，从斜面培养基底部开始，划密密的波浪线，一直划到斜面顶部。

3. 培养　划完线后,抽出接种环,将试管管口和试管塞在火焰上过火灭菌,塞上塞子。将接种环烧灼灭菌,放回原处。将接种后的斜面培养基直立放在37℃恒温培养箱中培养,以防培养过程中凝结的水汽在斜面上溢流。

【结果判读】

在培养基斜面上可见沿着划线长出的菌苔。

(六) 半固体接种法

半固体接种法主要用于观察细菌的动力。半固体培养基的琼脂含量少,黏度低,因此,有鞭毛的细菌可在其中自由运动,将其穿刺接种于培养基中培养后,整个培养基呈云雾状混浊,穿刺线模糊。而无鞭毛的细菌不能运动,穿刺接种后只能沿穿刺线生长,其他部位的培养基依然清亮透明。

【材料】

1. 菌种　大肠埃希菌和金黄色葡萄球菌培养物。

2. 器材　接种针、酒精灯、火柴、半固体培养基、记号笔、试管及试管架、37℃恒温培养箱、超净工作台。

【操作步骤】

将所用器材放在超净工作台上,打开工作台的风机,所有操作在超净工作台上进行。分别接种大肠埃希菌和金黄色葡萄球菌,做好标记。

1. 取菌　将接种针放在酒精灯火焰上烧灼灭菌,冷却。取菌方法同前。

2. 接种　左手持半固体培养基,以右手小指打开试管塞,并以右手小指和掌心夹住试管塞。将试管口快速通过酒精灯火焰灭菌。将接种针伸入试管内,自半固体培养基中心垂直刺入,直至接近试管底部,但不要穿透,然后沿原穿刺线将针退回。

3. 培养　抽出接种针,将试管管口和试管塞在火焰上过火灭菌,塞上塞子。将接种针烧灼灭菌,放回原处。将接种后的半固体培养基直立放在37℃恒温培养箱中培养18～24h。

【结果判读】

接种金黄色葡萄球菌的半固体培养基上可见细菌仅沿穿刺线生长,其他部位培养基依然很清亮,半固体中心部位菌苔局限,表明金黄色葡萄球菌没有动力。而接种大肠埃希菌的半固体培养基上可见细菌不仅沿穿刺线生长,而且其他部位培养基浑浊,半固体培养基中心部位菌苔向四周生长,较大,表明大肠埃希菌有动力(彩图8)。

(七) 液体接种法

不同的细菌在液体培养基中的生长表现不同,故可以通过观察液体培养基了解不同细菌的特征。

【材料】

1. 菌种　大肠埃希菌、枯草杆菌、炭疽杆菌培养物。

2. 器材　接种针或接种环、酒精灯、火柴、肉汤培养基、记号笔、试管及试管架、37℃恒温培养箱、超净工作台。

【操作步骤】

将所用器材放在超净工作台上,打开工作台的风机,所有操作在超净工作台上进行。分别接种大肠埃希菌、枯草杆菌和炭疽杆菌,做好标记。

1. 取菌 将接种针放在酒精灯火焰上烧灼灭菌,冷却。取菌方法同前。

2. 接种 左手持肉汤培养基,以右手小指打开试管塞,并以右手小指和掌心夹住试管塞。将试管口快速通过酒精灯火焰灭菌。将蘸菌的接种针伸入试管内,放在液体表面与试管内壁交界处的玻璃面上,研磨使细菌分散,轻轻摇动试管,充分混匀。

3. 培养 抽出接种针,将试管管口和试管塞在火焰上过火灭菌,塞上塞子。将接种针烧灼灭菌,放回原处。将接种后的肉汤培养基直立放在37℃恒温培养箱中培养18~24h。

【结果判读】

细菌在液体培养基中的生长表现可以分为混浊生长、表面生长和沉淀生长。如彩图9,接种大肠埃希菌的肉汤管中细菌呈混浊状;接种枯草杆菌的肉汤管中细菌生长在表面,其他部位的肉汤清亮;接种炭疽杆菌的肉汤管中细菌生长在管底,上层肉汤清亮。

【思考题】

1. 分离接种细菌时如何选择合适的培养基和接种方法?

2. 根据自己的实验结果,简述分离接种细菌的过程中应注意哪些问题。

3. 如何观察细菌的菌落特征?

实验五 常用细菌鉴定技术

一、生化反应鉴定

不同细菌具有各自独特的酶系统,通过观察细菌对底物的分解能力和代谢产物的不同,可以了解其生化活性,从而识别和鉴定细菌。

(一)糖(苷、醇)利用试验

【原理】

不同的细菌对不同的糖(苷、醇)的分解能力不同,有的不能分解,有的能分解,有的分解后能产酸产气,有的分解后仅能产酸,因此可以用来鉴别细菌。

【材料】

1. 菌种 金黄色葡萄球菌、腐生葡萄球菌。

2. 器材 甘露醇发酵管、接种针或接种环、酒精灯、火柴、记号笔、试管及试管架、37℃恒温培养箱、超净工作台。

【操作步骤】

1. 取2支甘露醇发酵管,用记号笔分别标记金黄色葡萄球菌和腐生葡萄球菌。

2. 按细菌的液体接种法,将金黄色葡萄球菌和腐生葡萄球菌分别接种到甘露醇发酵管中,放入培养箱中培养 18 ~ 24h。

【结果判读】

甘露醇发酵管中含溴甲酚紫指示剂,当 pH 值 >6.8 时呈紫色,pH 值 <5.2 时呈黄色。如细菌分解利用甘露醇并产酸,使培养基的 pH 值变小,则甘露醇发酵管变为黄色;如细菌不能分解甘露醇,则甘露醇发酵管仍为紫色。

接种金黄色葡萄球菌的甘露醇发酵管变为黄色,接种腐生葡萄球菌的甘露醇发酵管仍是紫色,说明金黄色葡萄球菌能够分解甘露醇,腐生葡萄球菌不能分解甘露醇(彩图 10)。

(二) 氧化-发酵试验(O-F 试验)

【原理】

细菌对葡萄糖的分解利用有两种类型:一种在分解糖类的过程中需要分子氧的参与,以分子氧作为最终受氢体,如果在无氧的环境中则不能分解葡萄糖,这类细菌称为氧化型细菌;另一种是不需要分子氧作为最终受氢体的,在有氧和无氧环境中都能分解葡萄糖,这类细菌称为发酵型细菌。多数细菌属于发酵型。

【材料】

1. 菌种 铜绿假单胞菌、大肠埃希菌。
2. 器材 葡萄糖氧化发酵管、无菌石蜡油、无菌毛滴管、接种针或接种环、酒精灯、火柴、记号笔、试管及试管架、37℃恒温培养箱、超净工作台。

【操作步骤】

1. 取 4 支葡萄糖氧化发酵管,用记号笔分别标记铜绿假单胞菌氧化管和发酵管、大肠埃希菌氧化管和发酵管。
2. 按细菌的液体接种法,将铜绿假单胞菌和大肠埃希菌分别接种到相应的管中。
3. 在发酵管中加入 1mL 左右的无菌石蜡油,封盖液体表面,油量厚度不少于1cm,以隔绝空气,放入培养箱中培养 18 ~ 24h。

【结果判读】

葡萄糖氧化发酵管一般也是用溴甲酚紫作指示剂,大肠埃希菌是发酵型细菌,在有氧和无氧的环境中均能分解利用葡萄糖产酸,因此不加石蜡油和加石蜡油封盖的两管均变为黄色。而铜绿假单胞菌是氧化型细菌,在有氧的环境中能分解葡萄糖,在无氧的环境中不能分解葡萄糖,因此不加石蜡油的 O 管变为黄色,加石蜡油封盖的 F 管不变色,仍为紫色(彩图 11 和彩图 12)。

(三) 氧化酶试验

【原理】

氧化酶又称细胞色素氧化酶,能将还原型细胞色素 C 氧化成水和氧化型细胞色素 C,氧化型细胞色素 C 可再使四甲基对苯二胺氧化,形成显色反应。

【材料】

1. 菌种 大肠埃希菌、铜绿假单胞菌。
2. 试剂 氧化酶试剂(1%四甲基对苯二胺)。
3. 器材 2cm×2cm滤纸片、污物缸。

【操作步骤】

1. 将滤纸片叠成四方块状。
2. 用滤纸片的中心尖角小心刮取大肠埃希菌菌落,注意不可碰到培养基。
3. 轻轻展开滤纸片,刮取的菌落正好在滤纸片中心,滴加一滴1%四甲基对苯二胺。
4. 立刻观察菌落颜色的变化。
5. 同法做铜绿假单胞菌的氧化酶试验。

【结果判读】

滴加氧化酶试剂后铜绿假单胞菌立刻变为紫色,为氧化酶阳性;大肠埃希菌不变色,为氧化酶阴性(彩图13)。

【注意事项】

1. 实验中的菌种要用新培养的,不宜用陈旧的培养物。
2. 刮取细菌时不可碰到培养基,不可用接种环等金属物品取菌。
3. 氧化酶试剂要新鲜配制,一般装在棕色瓶中,放在冰箱中可保存一周,时间长了易被空气氧化变色。
4. 结果要立刻观察,1min内变色者为阳性,超过1min变色者为阴性。
5. 在滤纸片上滴加试剂时不要过多,以刚润湿纸片为宜,如滤纸片过湿,可能妨碍空气与细菌接触,延长反应时间,造成假阴性。

(四)过氧化氢酶试验

【原理】

过氧化氢酶试验又称触酶试验。部分细菌含有黄素蛋白,在代谢过程中与空气中的氧发生反应,形成过氧化氢,过氧化氢对细菌有毒害作用,会破坏细胞组分,因此,细菌为保护自己,通常具有过氧化氢酶,可以催化裂解过氧化氢,形成水和氧气。

【材料】

1. 菌种 金黄色葡萄球菌、肺炎链球菌。
2. 试剂 3%过氧化氢。
3. 器材 载玻片、无菌移液器吸头、酒精灯、火柴、超净工作台。

【操作步骤】

1. 在载玻片两端分别滴加一滴3%过氧化氢。
2. 用无菌移液器吸头蘸取少量细菌,在3%过氧化氢中混匀。

【结果判读】

观察气泡的产生情况:在吸头上金黄色葡萄球菌菌苔周围产生大量气泡,为过氧化氢酶阳性;肺炎链球菌菌苔周围无气泡产生,为过氧化氢酶阴性。

【注意事项】

1. 普通金属接种环可能与过氧化氢反应,形成气泡,造成假阳性,因此,必须使用铂丝接种环或塑料、玻璃材质的工具。

2. 从血液琼脂平板上挑取菌落时千万小心,不要碰到培养基,因红细胞中有过氧化氢酶,即使一点点也会造成假阳性。

3. 过氧化氢试剂现配现用。

（五）吲哚试验

【原理】

吲哚试验又称靛基质试验。某些细菌具有色氨酸酶,能分解蛋白胨中的色氨酸,生成吲哚、丙酮酸、氨。加入吲哚试剂对二甲基氨基苯甲醛,与吲哚结合,形成玫瑰色的吲哚化合物。

【材料】

1. 菌种　大肠埃希菌、产气肠杆菌。

2. 试剂　吲哚试剂(由 1g 对二甲基氨基苯甲醛、95mL 95% 乙醇、20mL 浓盐酸配制而成)。

3. 器材　蛋白胨水培养基、接种针或接种环、酒精灯、火柴、记号笔、试管及试管架、37℃恒温培养箱、超净工作台。

【操作步骤】

1. 取两支蛋白胨水培养基,用记号笔分别标记大肠埃希菌和产气肠杆菌。

2. 按液体接种法,将两菌分别接种于蛋白胨水中。

3. 置于 37℃恒温培养箱中培养 24 ~ 48h,取出,分别滴加 2 ~ 3 滴吲哚试剂,轻摇试管,试剂浮于液面,观察颜色变化。

【结果判读】

接种大肠埃希菌的试管中,吲哚试剂变成玫瑰红色,为吲哚试验阳性;接种产气肠杆菌的试管中,吲哚试剂不变色,为吲哚试验阴性(彩图 14)。

【注意事项】

1. 蛋白胨水中蛋白胨含量要高,且必须含色氨酸,否则会出现假阴性。

2. 色氨酸酶的活性最适 pH 值为 7.4 ~ 7.8,配制蛋白胨水时注意调节好 pH 值。

3. 吲哚试剂有异味,应保存在密封棕色瓶中,注意保存时间不可过长。

（六）甲基红试验

【原理】

某些细菌如肠道菌,能分解葡萄糖产生丙酮酸,但在丙酮酸继续分解的过程中,由于糖代谢途径的不同,有些菌产生乳酸、琥珀酸、醋酸、甲酸等大量酸性终产物,使培养基 pH 值下降至 4.5 以下,加入甲基红试剂呈红色;有些菌产生 2,3-丁二醇、乙醇、少量有机酸等,培养基 pH 值下降不明显,使培养基 pH 仍在 6.2 以上,加入甲基红试剂呈黄色。

【材料】

1. 菌种 大肠埃希菌、产气肠杆菌。

2. 试剂 甲基红试剂(由0.02g甲基红、60mL 95%乙醇、40mL蒸馏水配制而成)。

3. 器材 葡萄糖蛋白胨水培养基、接种针或接种环、酒精灯、火柴、记号笔、试管及试管架、37℃恒温培养箱、超净工作台。

【操作步骤】

1. 取两支葡萄糖蛋白胨水培养基,用记号笔分别标记大肠埃希菌和产气肠杆菌。

2. 按液体接种法,将两菌分别接种于葡萄糖蛋白胨水中。

3. 置于37℃恒温培养箱中培养24~48h,取出,分别滴加2~3滴甲基红试剂,轻摇试管,观察颜色变化。

【结果判读】

接种大肠埃希菌的试管中,甲基红试剂变成红色,为甲基红试验阳性;接种产气肠杆菌的试管中,甲基红试剂变成黄色,为甲基红试验阴性(彩图15)。

【注意事项】

甲基红试剂为酸性指示剂,指示pH范围为4.4~6.0,pKa值为5.0,因此,当pH值小于5时,随酸度增加而变红;当pH值大于5时,随碱度增加而变黄。在pH值等于5左右时,可能显色不明显,应适当延长培养时间,重复试验。

(七)V-P试验

【原理】

V-P试验是根据Voges和Proskauer两位科学家的名字命名的。某些细菌如肠道菌,能分解葡萄糖产生丙酮酸,但在丙酮酸继续分解的过程中,由于糖代谢途径的不同,有些菌将丙酮酸缩合、脱羧变成3-羟基丁酮,3-羟基丁酮又进一步变成2,3-丁二醇,用40% KOH和5% α-萘酚可以检测出培养基中是否有3-羟基丁酮。如果有,试剂变成红色,即V-P试验阳性,否则为阴性。

V-P试验与甲基红试验正好是一对试验,结果相反,甲基红阳性的细菌V-P试验阴性,而甲基红阴性的细菌V-P试验阳性。

【材料】

1. 菌种 大肠埃希菌、产气肠杆菌。

2. 试剂 甲液:5% α-萘酚(取5g α-萘酚溶于100mL无水乙醇中)。乙液:40% KOH水溶液。

3. 器材 葡萄糖蛋白胨水培养基、接种针或接种环、酒精灯、火柴、记号笔、试管及试管架、37℃恒温培养箱、超净工作台。

【操作步骤】

1. 取两支葡萄糖蛋白胨水培养基,用记号笔分别标记大肠埃希菌和产气肠杆菌。

2. 按液体接种法,将两菌分别接种于葡萄糖蛋白胨水中。

3. 置于37℃恒温培养箱中培养24~48h,取出,滴加1.2mL甲液,再滴加0.4mL乙液,轻轻摇匀,静置 10~15min,观察颜色变化。

【结果判读】

接种大肠埃希菌的试管中,V-P 试剂不变色,为 V-P 试验阴性;接种产气肠杆菌的试管中,V-P 试剂变红色,为 V-P 试验阳性(彩图 16)。

【注意事项】

观察结果时,阳性菌一般会立刻显红色,如没有出现红色,可置于培养箱中或室温下2h,仍不出现红色,可判断为阴性。

(八) 枸橼酸盐利用试验

【原理】

某些细菌能够利用枸橼酸盐作为唯一碳源,在枸橼酸盐培养基上生长,分解枸橼酸盐,使培养基变碱性,指示剂由绿变蓝。

【材料】

1. 菌种　大肠埃希菌、产气肠杆菌。

2. 器材　枸橼酸盐培养基、接种针或接种环、酒精灯、火柴、记号笔、试管及试管架、37℃恒温培养箱、超净工作台。

【操作步骤】

1. 取两支枸橼酸盐培养基,用记号笔分别标记大肠埃希菌和产气肠杆菌。

2. 按斜面接种法,将两菌分别接种于枸橼酸盐培养基斜面上。

3. 置于 37℃恒温培养箱中培养 24~48h,取出,观察颜色变化。

【结果判读】

接种大肠埃希菌的试管仍为绿色,细菌在斜面上生长不良或不生长,为枸橼酸盐利用试验阴性;接种产气肠杆菌的试管斜面或整体变为蓝色,为枸橼酸盐利用试验阳性(彩图17)。

【注意事项】

枸橼酸盐培养基中仅以枸橼酸作为唯一碳源,不能利用枸橼酸的细菌在此培养基上生长不良或不长,为避免出现假阴性,接种细菌的量要略多些。

(九) 尿酶试验

【原理】

某些细菌可以产生尿酶来水解尿素,可以利用含有尿素的培养基和 pH 指示剂(如酚红)来检测。尿素被尿酶水解,产生氨、二氧化碳、水,使培养基变碱性,酚红变为深粉红色。

【材料】

1. 菌种　大肠埃希菌、普通变形杆菌。

2. 器材　尿素培养基、接种针或接种环、酒精灯、火柴、记号笔、试管及试管架、37℃恒温培养箱、超净工作台。

【操作步骤】

1. 取两支尿素培养基,用记号笔分别标记大肠埃希菌和普通变形杆菌。

2. 按液体接种法,将两菌分别接种于尿素培养基中。

3. 置于37℃恒温培养箱中培养24～48h,取出,观察颜色变化。

【结果判读】

接种大肠埃希菌的试管为黄色,说明大肠埃希菌不产生尿酶,尿酶试验阴性;接种普通变形杆菌的试管变为深粉红色,说明普通变形杆菌能产生尿酶,分解尿素,尿酶试验阳性(彩图18)。

【注意事项】

尿素培养基的营养贫乏,为避免出现假阴性,接种细菌的量要略多些。

(十)卵磷脂酶试验

【原理】

某些细菌可以产生卵磷脂酶,在钙离子的协同下,能迅速分解卵黄或血清中的卵磷脂,形成浑浊沉淀的甘油酯(脂肪)和水溶性的磷酸胆碱,甘油酯在菌落周围形成沉淀区,易于观察。

【材料】

1. 菌种　蜡样芽孢杆菌、枯草杆菌。

2. 器材　卵黄琼脂平板、接种针或接种环、酒精灯、火柴、记号笔、试管架、37℃恒温培养箱、超净工作台。

【操作步骤】

1. 制备卵黄琼脂平板　取一个新鲜鸡蛋,浸泡在75%乙醇中消毒半小时,在超净工作台上,以无菌操作方法取出卵黄,放在无菌烧瓶中,加等量生理盐水,摇匀。用无菌纱布过滤。取15mL卵黄液,加入融化的约50℃的营养琼脂中,混匀后倒入无菌平板中,制成卵黄琼脂平板备用。

2. 取1块卵黄琼脂平板,在底部用记号笔分成两部分,一边接种蜡样芽孢杆菌,另一半接种枯草杆菌。

3. 用无菌操作法,将两菌分别点种在卵黄琼脂平板上。

4. 置于37℃恒温培养箱中培养18～24h,取出,观察菌落变化。

【结果判读】

蜡样芽孢杆菌菌落四周出现不透明的乳白色浑浊区,根据菌落大小不同,该浑浊区直径可达5～6mm,表示蜡样芽孢杆菌产生的卵磷脂酶分解卵磷脂,生产脂肪,为卵磷脂酶试验阳性;枯草杆菌菌落四周无不透明的乳白色浑浊区,为卵磷脂酶试验阴性(彩图19)。

【注意事项】

接种细菌时最好用接种针点种一二处即可,以免形成的脂肪浑浊区过大,影响观察。有些细菌需培养48h以上再观察。

【思考题】

1. 细菌常用生化反应鉴定的原理是什么？还可以结合哪些试验做细菌的鉴定？

2. 为什么有的细菌的生化反应结果和理论上有所不同？请分析原因。

二、免疫学鉴定技术

人体感染病原菌后，刺激机体的免疫系统，产生免疫应答，生成特异性抗体，抗体的量会随着感染过程发生变化，因此，利用已知的病原菌可以检测血清中有无相应的抗体，以及抗体的量的变化。相应地，也可以利用已知的抗体，检测未知的病原菌。

（一）玻片凝集试验

【原理】

用已知的抗体，在玻片上直接与细菌培养物或细菌悬液混合，如细菌含有相应的抗原，则肉眼可见凝集块，如细菌不含相应抗原，则不会发生肉眼可见的凝集块。

【材料】

1. 菌种　大肠埃希菌、伤寒沙门菌培养物。

2. 试剂　抗伤寒抗体、生理盐水。

3. 器材　载玻片、滴管、接种环、酒精灯、火柴、记号笔、试管架、污物缸、超净工作台。

【操作步骤】

1. 取一张载玻片，用记号笔分成 3 份，分别标记伤寒沙门菌试验区、大肠埃希菌试验区、对照区。

2. 在载玻片的伤寒沙门菌试验区、大肠埃希菌试验区各滴加一滴抗伤寒抗体，对照区滴加一滴生理盐水。

3. 以无菌操作手法，取少量伤寒沙门菌培养物与抗伤寒抗体混匀，同法取大肠埃希菌与抗伤寒抗体混匀，再取伤寒沙门菌与生理盐水混匀作为对照。

4. 轻轻晃动玻片，使之充分混匀，1~3min 后即可观察结果。

【结果判读】

对照区一侧均匀浑浊，伤寒沙门菌试验区一侧出现明显的凝集块，大肠埃希菌试验区一侧均匀浑浊，证明相应的抗体只和相应的抗原结合，抗伤寒抗体能与伤寒沙门菌发生凝集反应，与大肠埃希菌不能发生凝集反应。此法方便快捷，特异性高，易于观察，常用于未知病原菌的快速诊断。

【注意事项】

1. 滴加抗体时注意用量，混匀摊开面积不宜过大，及时观察结果，防止干燥。

2. 每次试验注意设立生理盐水对照，如果对照区凝集，表示细菌发生自凝现象，试验结果无效。

3. 操作过程中注意无菌操作，用过的试验物品仍有传染性，判断结果后立即将玻片放入污物缸中统一处理。

（二）试管凝集试验

【原理】

病原菌(抗原)与相应的抗体直接结合,在一定条件下,会形成肉眼可见的凝集块,利用已知的定量的细菌悬液,与一系列递倍稀释的待检血清混合,经一段时间的反应后,根据每管中的凝集程度,可以判定待检血清中有无相应的抗体,以及抗体的效价。

【材料】

1. 菌种 伤寒沙门菌 H 诊断菌液(1mL 中含 9 亿个菌)。
2. 试剂 待检血清、生理盐水。
3. 器材 试管及试管架、吸管、记号笔、污物缸、37℃ 水浴箱。

【操作步骤】

1. 将待检血清做 1/10 稀释。取洁净试管 1 支,加入 0.9mL 生理盐水,再加入 0.1mL 待检血清,混匀备用。

2. 将 1/10 稀释的待检血清再做连续倍比稀释。取洁净试管 8 支,放在试管架上,依次编号,每管中加入 0.5mL 生理盐水。吸取 1/10 稀释的待检血清 0.5mL 加入第 1 管中,混匀。从第 1 管中吸出 0.5mL 加入第 2 管,混匀,依次类推,连续稀释到第 7 管,从第 7 管中吸出 0.5mL 弃去,第 8 管不加血清,作生理盐水对照。这样,从第 1 管到第 7 管的初始稀释度为 1/20、1/40、1/80、1/160、1/320、1/640、1/1280,这种方法称为连续倍比稀释法,是免疫学实验中最常用到的一种稀释法。

3. 加入已知定量菌液。在每管中加入 0.5mL 伤寒沙门菌 H 诊断菌液,混匀。此时每管中血清稀释度又增加 1 倍,从第 1 管到第 7 管的最终稀释度为 1/40、1/80、1/160、1/320、1/640、1/1280、1/2560。

4. 将试管置于 37℃ 水浴箱中 24h 后,观察结果。操作程序见表 6-2。

表 6-2 试管凝集试验 mL

试管号	1	2	3	4	5	6	7	8
生理盐水	0.5	0.5	0.5	0.5	0.5	0.5	0.5	0.5
1/10 待检血清	0.5	0.5	0.5	0.5	0.5	0.5	0.5	弃 0.5
H 诊断菌液	0.5	0.5	0.5	0.5	0.5	0.5	0.5	0.5
血清最终稀释度	1/40	1/80	1/160	1/320	1/640	1/1280	1/2560	对照

【结果判读】

1. 判断结果要有良好的光源和黑暗的背景。从 37℃ 水浴箱中取出试管架,先不要振摇,斜对着光源,用侧光观察管底的凝集块和上清液的浊度。再轻轻摇动试管,使管底的凝集物悬浮,观察凝集块和悬浮浊度。

2. 首先观察第 8 管,即生理盐水对照管,应无凝集现象,管底几乎无沉淀,上清液均匀浑浊。轻摇试管,可见管底少量沉积菌分散均匀,浑浊,无凝集块形成。

3. 再观察试验管。伤寒沙门菌 H 诊断菌液与相应的抗体结合后形成的凝集块呈絮状,沉于管底,轻摇即升起,从第 1 管开始观察,根据凝集的强弱程度,将试验结果分为 5 级。

"4 +":细菌完全凝集,上清液清澈,管底可见大片絮状凝集块,轻摇即升起。

"3 +":细菌大部分凝集,上清液稍浑浊,管底可见明显絮状凝集块,轻摇即升起。

"2 +":细菌约一半发生凝集,上清液较浑浊,管底可见少量絮状凝集块,轻摇可见少量凝集块升起,伴有沉积菌。

"1 +":细菌仅少量凝集,上清液浑浊,管底仅有少量凝集块,轻摇时大多为沉积菌,仅有极少量小凝集块,不能形成明显絮状凝集块。

" –":不凝集,上清液浊度和管底沉淀程度与生理盐水对照管相同。

4. 判断待检血清中的抗体效价。以出现"2 +"凝集反应的最大血清稀释度作为待检血清中抗体的效价。例如,本次试验结果,第 1、2 管凝集程度为"4 +",第 3 管为"3 +",第 4 管为"2 +",第 5 管也为"2 +",第 6 管为"1 +",第 7 管为" –",即本次试验结果为第 5 管的稀释度 1/640 为该血清中抗 H 的抗体效价。报告结果写成:该待检血清,试管凝集试验抗 H 的效价为 1/640。

【注意事项】

1. 本试验作为经典的定量凝集试验,主要用于检测待检血清中有无特异性的抗体存在,以及抗体的含量(即抗体效价),常用于临床诊断伤寒、副伤寒、斑疹伤寒、恙虫病、布氏菌病等,敏感度不高,受多方面因素影响,但操作简单。

2. 菌液(抗原)和抗体之间在比例合适时才能出现肉眼可见的凝集反应,如果抗体浓度过高,则无凝集物形成,此为前带现象,需要在判断结果时注意。

3. 注意操作过程精确,血清稀释度、温度、pH、电解质、混匀、振摇等均会对本试验结果产生影响。

(三)双向琼脂扩散试验

【原理】

双向琼脂扩散试验是指可溶性抗原和相应的抗体在琼脂凝胶板的对应孔中各自向四周凝胶扩散,当两者相遇,浓度比例合适时发生特异性的反应,形成肉眼可见的白色沉淀线。下面以检测血清中补体 C3 为例。

【材料】

1. 试剂 抗体(抗 C3)、阳性血清(含 C3 的血清)、待检血清、生理盐水。

2. 器材 载玻片、吸管、洗耳球、琼脂粉、三角烧瓶、天平、称量纸、药匙、量筒、微量加样器、枪头、打孔器、打孔图样、记号笔、湿盒、沸水浴锅、37℃温箱。

【操作步骤】

1. 制备琼脂凝胶 量取 100mL 生理盐水于三角烧瓶中,称取 1.2g 琼脂粉加入生理盐水中混匀,放在沸水浴锅中隔水煮沸融化直至澄清,配制成 1.2% 琼脂凝胶。

2. 浇板 取一张载玻片,置于水平处,用吸管趁热吸取 1.2% 的琼脂凝胶 3.5mL,仔细快速加在载玻片上,滴加时小心使琼脂盖满载玻片,不要溢出,避免产生气泡,室温下待其凝固,在凝固前不要移动载玻片。

3. 打孔　将凝固好的琼脂板放在图样纸板上,按图6-4所示打孔,根据实验目的,选择打三角形孔或梅花孔。孔径3mm,孔距4mm,将孔中琼脂挑去,注意孔要完整、光滑。

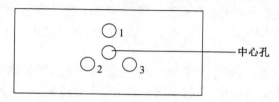

图6-4　双向琼脂扩散三角形孔

4. 加样　在载玻片底部做好标记,用微量加样器加样。中心孔加抗体(抗C3),第1孔加阳性血清(含C3的血清),第2孔加待检血清,第3孔加生理盐水对照。每孔10μL,不要溢出或有气泡。

5. 扩散　将加样的琼脂板水平置于湿盒中,放在37℃温箱中24～72h,观察结果。

【结果判读】

1. 先观察对照孔的结果　中心孔与第1孔(阳性对照)之间出现一条白色的沉淀线,与第3孔(阴性对照)之间未出现沉淀线。

2. 观察试验孔的结果　第2孔(待检血清孔)与中心孔之间如果出现沉淀线,说明待检血清中含有C3,如果没有沉淀线,则待检血清中不含C3。

3. 观察沉淀线出现的位置　当抗C3和C3的含量相等时,沉淀线为一条居中的直线,如其中一方含量较大时,沉淀线靠近含量少的一孔侧。

【注意事项】

1. 制备琼脂凝胶　一定要等琼脂完全融化,液体澄清后方可使用。

2. 浇板　动作迅速,趁琼脂没有冷却时浇板,否则琼脂易凝固在吸管中。

3. 打孔　等琼脂完全凝固后方可打孔,孔距符合要求,且不可弄破,注意孔的完整、光滑。

4. 加样　更换微量加样器的枪头,不可混用。

5. 扩散时间要适当,一般24h左右就会出现结果,时间过短可能未形成沉淀线,时间过长会使沉淀线解离或散开,超过72h未出现沉淀线的为阴性。

（四）对流免疫电泳

【原理】

对流免疫电泳是指在适宜的缓冲液和电场条件下,抗原和相应的抗体在琼脂凝胶中由于电泳和电渗作用,抗原向正极移动,抗体向负极移动,当抗原抗体相向移动时,在比例合适处可形成肉眼可见的白色沉淀线。下面仍以检测血清中补体C3为例。

【材料】

1. 试剂　抗体(抗C3)、阳性血清(含C3的血清)、待检血清、pH8.6的0.05mol/L巴比妥缓冲液。

2. 器材　载玻片、吸管、洗耳球、琼脂粉、三角烧瓶、天平、称量纸、药匙、量筒、微量加样器、枪头、打孔器、打孔图样、记号笔、电泳槽、沸水浴锅。

【操作步骤】

1. 制备1.2%巴比妥缓冲液琼脂凝胶　量取100mL巴比妥缓冲液于三角烧瓶中,称取1.2g琼脂粉加入生理盐水中混匀,放在沸水浴锅中隔水煮沸融化直至澄清,配制成1.2%巴比妥缓冲液琼脂凝胶。

2. 浇板　取一张载玻片,置于水平处,用吸管趁热吸取1.2%的琼脂凝胶3.5mL,仔细快速加在载玻片上,滴加时小心使琼脂盖满载玻片,不要溢出,避免产生气泡,室温下待其凝固,在凝固前不要移动载玻片。

3. 打孔　将凝固好的琼脂板放在图样纸板上,按图6-5所示打两对孔,一对孔作阳性对照,一对孔作试验孔。孔径3mm,孔距5mm,将孔中琼脂挑去,注意孔要完整、光滑。

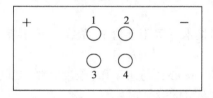

图6-5　对流试验打孔位置

4. 加样　在载玻片底部做好阴极和阳极标记,用微量加样器加样。在第1孔,阳极一侧的加抗体(抗C3);在第2孔,阴极一侧的加阳性血清(含C3的血清);第3孔加抗体(抗C3);第4孔加待检血清。每孔10μL,不要溢出或有气泡。

5. 电泳　将加样的琼脂板水平置于电泳槽的电泳板上,注意抗体放在阳极,抗原放在阴极。槽中加适量的pH8.6的0.05mol/L巴比妥缓冲液,载玻片两端用湿纱布搭桥,10V/cm恒压电泳约30min后观察结果(电泳时间可随具体试验条件进行调整)。

【结果判读】

1. 先初步观察对照孔的结果　待阳性对照血清孔与抗体孔之间出现一条白色的沉淀线时停止电泳,关闭电源,取出玻片观察。

2. 观察试验孔的结果　第3孔(抗体孔)与第4孔(待检血清孔)之间如果出现沉淀线,说明待检血清中含有C3;如果没有沉淀线,则待检血清中不含C3。

3. 观察沉淀线出现的位置　当抗C3和C3的含量相等时,沉淀线为一条居中的直线,如其中一方含量较大时,沉淀线靠近含量少的一孔侧。

4. 初步观察后,如为阴性结果,将凝集板置于湿盒中,放在37℃温箱中24h,观察结果。

【注意事项】

1. 制备琼脂凝胶、浇板、打孔、加样时的注意事项与双向琼脂扩散试验相同。

2. 电泳时注意用电安全,不可在电源接通时直接用手去接触电泳槽内的液体和物品。

3. 本试验简便快捷,敏感度较双向琼脂扩散试验高,但分辨率低。如果抗原抗体的扩散率接近,会导致电泳时朝一个方向移动,不能形成对流效应,这种情况下不宜做对流免疫电泳。

（五）酶联免疫吸附试验——双抗体夹心法

【原理】

酶联免疫吸附试验（enzyme-linked immunosorbent assay，ELISA），是将抗原或抗体吸附在固相载体（如聚苯乙烯、聚氯乙烯等）表面，使抗原与抗体的反应在固相载体表面进行，即抗原或抗体的固相化和酶的高效催化作用相结合的一种检测技术。以双抗体夹心法检测乙型肝炎表面抗原（HBsAg）为例，将已知的乙型肝炎表面抗体（HBsAb）吸附在固相载体（聚苯乙烯塑料板凹孔）上，加入待检标本，如果标本中含有乙型肝炎表面抗原（HBsAg），即可与载体上的抗体结合，洗去未结合的材料，加入已知的辣根过氧化物酶标记的乙型肝炎表面抗体（HBsAb-HRP），该酶标抗体与抗原结合，形成 HBsAb-HBsAg-HBsAb-HRP 复合物，洗去游离的反应物，加酶的底物显色，用肉眼即可观察到明显的颜色变化。若待检标本中不含乙型肝炎表面抗原，加入底物后颜色不变。颜色的深浅和标本中病毒抗原的含量呈正比，颜色越深，病毒抗原含量越多。用酶联免疫检测仪测量颜色的光密度，可定量测定抗原。双抗夹心法原理如图 6-6 所示。

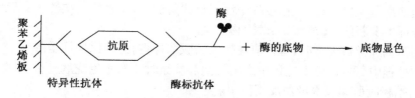

图 6-6　双抗夹心法原理示意图

【材料】

1. 试剂　待检血清、蒸馏水、乙型肝炎病毒表面抗原诊断试剂盒（试剂盒中有预包被反应板、酶结合物、HBsAg 阳性对照、HBsAg 阴性对照、浓缩洗涤液、显示剂 A、显示剂 B、终止液、封板胶纸等）。

2. 器材　37℃温箱或水浴箱、酶标仪、一次性手套、微量加样器、吸头、毛细滴管、吸水纸、计时器、洗瓶、振荡器。

【操作步骤】

1. 实验准备　从冰箱冷藏室取出试剂盒，在室温下平衡 30min，同时将浓缩洗涤液用蒸馏水做 1/20 稀释。

2. 取 7 孔预包被的反应板，用记号笔分别标记 1 孔空白对照、2 孔阳性对照、2 孔阴性对照、2 孔标本，放在反应板架上。

3. 加样　分别加阳性对照、阴性对照和标本，每孔 50μL，空白孔不加。

4. 加酶标记抗体　除空白孔不加外，其他每孔加酶结合物 50μL，充分混匀，贴上封板胶纸，置 37℃温箱或水浴箱中孵育 30min。

5. 洗板　弃去反应板中的液体，在吸水纸上拍干，用洗涤液注满每孔，静置 5~10s，弃去孔内液体，拍干，如此反复 5 次。

6. 加显示液　每孔先加 50μL 显色剂 A，再加 50μL 显示剂 B，空白孔也加，充分混匀，置 37℃ 温箱或水浴箱中避光孵育 15min。

7. 终止反应　每孔加终止液 50μL，混匀，蓝色立刻变为黄色，阴性对照和空白对照孔不显色。

8. 测定　终止反应 10min 内，用酶标仪读数，选择单波长 450nm，以空白孔调 0，读取各孔吸光度值。

【结果判读】

可以用肉眼初步判断标本中是否含有 HBsAg，观察颜色变化，终止前阳性对照孔呈蓝色，阴性对照孔和空白对照孔不显色，终止后阳性对照孔呈黄色。标本如果显色，为阳性；不显色，为阴性。

根据酶标仪读数，先计算 Cut off 值。

$$Cut\ off\ 值 = 阴性对照孔平均吸光度值 \times 2.1$$

阴性对照孔的吸光度值低于 0.05 作 0.05 计算，高于 0.05 按实际吸光度值计算。

标本吸光度值 ≥ Cut off 值为阳性，标本吸光度值 < Cut off 值为阴性。

【注意事项】

1. 试验前准备充分，整个操作过程中注意自我防护，必要时戴一次性手套操作。

2. 待检标本要新鲜，无溶血、无微生物污染。

3. 使用微量加样器加样时，每次应更换吸头吸取样本，并确保加样量准确。

4. 操作过程中尽量避免反应板中产生气泡。洗涤时注意避免洗液过量溢出，洗板次数不少于 5 次，拍板时所用吸水纸勿反复使用。

5. 试剂盒内所用的有关组分和临床标本均应视为有潜在传染性，所用物品均按相关的实验室工作规范来处理。

【思考题】

1. 使用免疫学鉴定的方法鉴定细菌有何优势？

2. 抗原与抗体之间的反应有何特点？

实验六　鸡胚接种技术

对于很多不能在体外增殖的病原体，如病毒、衣原体、立克次氏体，其分离培养不能在人工培养基上进行，必须在活细胞内寄生，并以复制的方式繁殖后代。对于这些病原体常采用鸡胚接种、动物接种、细胞培养等方法进行分离培养和鉴定。不同的病毒应接种在鸡胚的不同部位，如羊膜腔和尿囊腔适合接种流感病毒、腮腺炎病毒，卵黄囊适合接种流行性乙型脑炎病毒，绒毛尿囊膜适合接种痘类病毒和疱疹病毒。

一、鸡胚接种法

【材料】

1. 病毒种 病毒悬液或临床标本。

2. 鸡受精卵。

3. 器材 孵蛋箱、蛋架、照蛋箱、无菌注射器、无菌手术刀、镊子、剪刀、透明胶带、记号笔、碘酒、酒精棉球、毛细滴管、乳胶头、37℃温箱等。

【操作步骤】

1. 鸡胚孵育

（1）选择新鲜的白壳受精卵，蛋壳厚薄均匀，检查有无裂缝、破损。

（2）将鸡卵放在蛋架上，置于38～39℃孵蛋箱中，保持相对湿度40%～70%，孵育3天后，每天翻动鸡卵1～2次，以帮助鸡胚发育，防止鸡胚膜粘连。

（3）鸡胚孵育4～5天后，每2天用照蛋箱检查鸡胚的发育情况，将未受精的鸡蛋和发育不良的鸡胚挑出，一般孵育4天后，就可以见到清晰的血管，鸡卵内有一小黑点（鸡胚），有时可见小黑点自然地转动。

（4）鸡胚孵育6～12日龄时，用记号笔画出气室边缘和鸡胚的位置，待用。

2. 尿囊腔接种法

（1）取9～11日龄的鸡胚，在胚胎对侧，气室与胚胎面交界的边缘上约1mm处，避开血管，做一记号，作为接种的注射点。

（2）用碘酒和酒精棉球消毒注射部位，用无菌手术刀尖在注射部位打一小孔。

（3）用1mL无菌注射器吸取0.1mL病毒悬液，从小孔中刺入0.5cm，注入。

（4）用透明胶带封闭注射孔，标记好时间，放在蛋架上，注射孔位置朝上，置于37℃温箱中孵育，每天用照蛋箱检查鸡胚的发育情况，如果在接种后24h内死亡者，为非特异性死亡，拣出弃之。

（5）孵育48～72h，取出，放在4℃冰箱过夜。

（6）从冰箱中取出鸡卵，消毒气室部位蛋壳，用无菌剪刀沿气室边缘剪去蛋壳，露出卵膜。

（7）用无菌镊子撕去卵膜。

（8）用无菌毛细滴管吸取尿囊液，收集在无菌试管中待用（图6-7）。

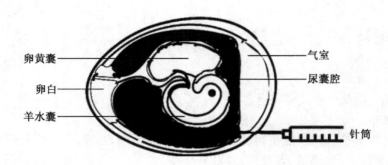

图 6-7 鸡胚尿囊腔接种示意图

3. 卵黄囊接种法

（1）取 6~8 日龄的鸡胚，画好气室和胚胎位置，气室向上，垂直放在蛋架上。

（2）用碘酒和酒精棉球消毒气室部位蛋壳，用无菌手术刀尖在气室中心部位打一小孔。

（3）用 1mL 无菌注射器吸取 0.1mL 病毒悬液，对准胚胎对侧，从小孔中垂直刺入 3.5cm，进入卵黄囊内，注入。

（4）用透明胶带封闭注射孔，标记好时间，放在蛋架上，注射孔位置朝上，置于 37℃ 温箱中孵育。

（5）孵育 24h 以上，用照蛋箱检查，取出濒死的鸡胚，消毒气室部位蛋壳，用无菌剪刀在气室上开一大口，露出卵膜。

（6）用无菌镊子撕去卵膜，提起卵黄囊蒂，另用一无菌镊子挤去卵黄囊液，用无菌生理盐水洗去残余卵黄囊液，将卵黄囊收集在无菌平皿中待用（图 6-8 示）。

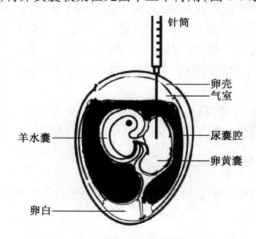

图 6-8 鸡胚卵黄囊接种示意图

4. 羊水囊接种法

（1）取 12 日龄的鸡胚，画好气室和胚胎位置，气室向上，垂直放在蛋架上。

（2）用碘酒和酒精棉球消毒气室部位蛋壳，用无菌手术刀尖和剪刀在气室顶部打一方形窗口。

（3）用无菌镊子快速刺破尿囊膜,进入尿囊腔后,夹起羊膜。

（4）轻轻将羊膜从尿囊膜的破口处拉出,用 1mL 无菌注射器吸取 0.1mL 病毒悬液,注入羊膜腔。

（5）将羊膜小心送回原位,用透明胶带封闭开口,标记好时间,放在蛋架上,置于 37℃ 温箱中孵育 3～5 天。

（6）消毒气室部位蛋壳,用无菌镊子撕去卵膜和尿囊膜,吸弃尿囊液,夹起羊膜,用无菌细吸头或针头刺入羊水囊中吸取羊水,收集在无菌试管中待用（图 6-9）。

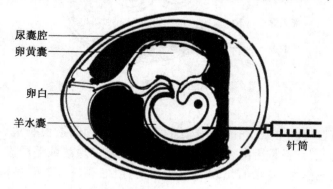

图 6-9 鸡胚羊水囊接种示意图

5. 绒毛尿囊膜接种法

（1）取 12 日龄的鸡胚,画好气室和胚胎位置,气室向上,垂直放在蛋架上。

（2）用碘酒和酒精棉球消毒气室部位蛋壳,用无菌手术刀尖在气室顶部打小孔,孔径约 3mm,便于洗耳球吸气。

（3）将鸡胚横摆在蛋架上,避开大血管和胚胎,用碘酒和酒精棉球消毒蛋壳,用小刀片或小锯片在蛋壳上轻轻锯出一个三角形的小窗,边长约 0.5cm。

（4）用刀尖或针头轻轻挑去三角形窗口的蛋壳,勿损伤卵壳膜,滴加一滴无菌生理盐水在卵壳膜上。

（5）用洗耳球从气室小孔吸气,可见生理盐水被吸下沉,绒毛尿囊膜下沉,与卵壳膜之间形成一个人工气室。

（6）用无菌注射器吸取 0.2mL 病毒悬液,滴在绒毛尿囊膜上,用透明胶带封闭开口,标记好时间,三角形小窗口朝上,横放在蛋架上,置于 37℃ 温箱中孵育 3～5 天,每日用照蛋箱检查鸡胚是否停育。

（7）收获:消毒蛋壳,用无菌镊子去除蛋壳,露出绒毛尿囊膜,剪下此膜,置于无菌平皿中待用（图 6-10）。

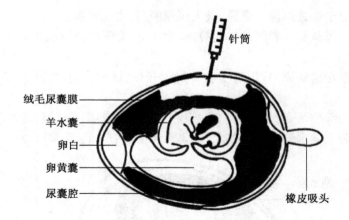

针筒

绒毛尿囊膜

羊水囊

卵白

卵黄囊

尿囊腔

橡皮吸头

图6-10　鸡胚绒毛尿囊膜接种示意

【结果判读】

判断病毒是否在鸡胚中繁殖有两种方法:直接检查法和间接检查法。直接检查法主要观察鸡胚的死亡情况,判断是否由病毒感染所致,或者直接观察绒毛尿囊膜的变化,观察膜上的血管是否充血或出血、有没有出现痘疱或损伤、痘疱颜色等。间接检查法常用血凝试验、补体结合试验等方法检测病毒。

【注意事项】

1. 鸡胚接种技术常用于疫苗生产、病原体的分离培养和鉴定等方面,技术要求高,要求熟悉鸡胚的解剖位置,接种手法熟练。

2. 鸡胚孵育时注意孵蛋箱的温度和湿度,每日检查鸡胚发育情况。

3. 操作过程注意无菌,接种毒力较强的病毒时注意自我防护。

二、病毒血凝试验

【原理】

某些病毒表面具有血凝素,能与禽类和一定种类的哺乳动物的红细胞产生凝集现象,可作为病毒鉴别的依据。

【材料】

1. 标本　鸡胚培养收获的病毒液。

2. 试剂　1%鸡红细胞、鸡胚培养收获的病毒液、生理盐水。

3. 器材　V形微孔反应板、微量加样器、吸头、振荡器、湿盒、37℃温箱。

【操作步骤】

1. 取10孔的V形微孔反应板,用记号笔标记1～8,放在反应板架上。

2. 在每孔中加入25μL生理盐水。

3. 在第1孔中加入25μL收获的病毒液,用吸头反复吸吹8次以上混匀,吸出25μL加入第2孔,用吸头反复吸吹混匀,再吸出25μL加入第3孔,依次类推,连续稀释到第7孔,从第7孔中吸出 25μL 弃去,第8孔作生理盐水对照。

4. 每孔加 25μL 的 1% 鸡红细胞,放在振荡器上混匀。贴上封板胶纸,置于 37℃ 温箱中孵育 1h(表6-3)。

表6-3　病毒血凝试验
μL

编号	1	2	3	4	5	6	7	8
生理盐水	25	25	25	25	25	25	25	25
病毒液	25	25	25	25	25	25	25	弃 25
1% 鸡红细胞	25	25	25	25	25	25	25	25
病毒最终稀释度	1/4	1/8	1/16	1/32	1/64	1/128	1/256	对照

【结果判读】

如果病毒液能和鸡红细胞发生凝集,会形成较大的凝集块,铺在 V 形微孔反应板的孔壁,而没有凝集的鸡红细胞则沉于 V 形微孔反应板的孔底,形成一个小圆点。根据凝集的强弱程度,将试验结果分为 5 级。

"4 +":鸡红细胞完全凝集,均匀铺在孔底,有时可见卷边。

"3 +":鸡红细胞大部分凝集,形成一大圈铺在孔底。

"2 +":鸡红细胞一半发生凝集,形成一中等圈铺在孔底,中心有一很小的圆点。

"1 +":仅少量鸡红细胞发生凝集,红细胞沉在孔底成小圆点,四周有少量凝集块。

" −":不凝集,红细胞沉在孔底,形成一圆点。

判断病毒液的血凝效价。以出现"2 +"凝集反应的最大病毒稀释度作为其血凝效价。例如,本次实验结果,第1、2孔凝集程度为"4 +",第3孔为"3 +",第4孔为"2 +",第5孔也为"2 +",第6孔为"1 +",第7、8孔为" −",即本次试验结果为第5孔的稀释度 1/64 为该病毒的血凝效价。报告结果写成:该病毒的血凝效价为 1/64。

【注意事项】

1. 试验前准备充分,收获的病毒液视为有潜在传染性,整个操作过程中注意自我防护,必要时戴一次性手套操作,试验结束后所用物品按污染物处理方法处理。

2. 使用微量加样器加样时,确保加样量准确。混匀操作过程中尽量避免反应板中产生气泡。

3. 如果生理盐水对照孔内的红细胞没有沉于孔底形成一圆点,本次试验失败,需重新做。

【思考题】

1. 病毒培养有何特点?

2. 如何判断病毒培养是否成功?

3. 结合免疫学鉴定方法,探讨病毒的鉴定方法。

(成静)

第七章　常用动物实验技术

在医学实验中,实验用动物包括实验动物、野生动物和经济动物。实验动物是指经人工饲养、繁育,对其携带的微生物及寄生虫实行控制,遗传背景明确或来源清楚,应用于科研、教学、生产和检定及其他科学实验的动物。实验动物按遗传学控制分类,可分为近交系动物、杂交一代动物、封闭群动物。近交系动物是指同胞兄妹交配或亲子交配,连续繁殖20代以上培育出来的动物,如 A 系、C57BL,主要特点是基因位点的纯合性。品系内个体间可接受组织移植;从品系内单个个体的监测中可得知品系整体的基因类型;使用较少量的动物,即可达到统计学的精确程度。杂交一代动物是指两个近交系动物有计划交配的第一代动物(F1 代),如 AKD2F1、BCF1,主要特点是基因型一致,个体间基因是相同的,可接受个体间、亲本品系细胞、组织、器官、肿瘤移植。同时与近交系相比,杂交一代动物具有杂交优势。近交系动物的生活力、对疾病的抵抗力、对实验的耐受性都较差,而且较难繁殖和饲养;相反,F1 代具有较强的生命力,对疾病的抵抗力强,寿命较长,容易饲养。以非近亲交配方式进行繁殖生产的一个实验动物群,在不从其外部引入新的个体的条件下,至少连续繁殖4代以上,称为封闭群动物,如 KM 小鼠、Wistar 大鼠、New Zealand 兔。其主要特点是:封闭群动物避免了近亲交配,具有较强的繁殖力和生活力;遗传组成具有很高的杂合性,类似于人类群体遗传异质性的遗传组成,用于人类遗传学研究、药物筛选、毒物试验、生物制品和化学药品的鉴定等方面。

实验动物按微生物学控制分类,可分为:

① 普通动物(conventional animal, CV):微生物控制程度最低的动物,即一级动物,饲养在开放系统,不允许有人畜共患病和动物烈性传染病及体外寄生虫。

② 清洁动物(clean animal, CL):最低限度疾病动物,即二级动物,饲养在亚屏障系统,除不能带有一级动物应排除的病原外,还不能携带对动物危害大、对科研干扰大的病原。

③ SPF 动物(specific pathogen free animal, SPF):即三级动物,饲养在屏障系统中,除一、二级动物应排除的病原外,不携带主要潜在感染或条件致病菌和对科学实验有干扰的病原。

④ 无菌动物(germfree animal, GF):即四级动物,饲养在隔离系统中,动物体内外要求无任何可检出的生命体。

⑤ 悉生动物(gnotobiotic animal, GN):即四级动物,是指在无菌动物体内,移入一种或几种已知微生物的动物,饲养在隔离系统中。

本章主要介绍常用动物实验基本技术,包括常用动物实验选择的基本原则,实验动物麻醉方法,实验动物抓取、固定、标记方法,实验动物给药途径与方法,实验动物采血方法等。这些基本技术是生命科学领域经常用到的,方法掌握的程度直接影响到实验能否顺利进行。

第一节　实验动物选择的基本原则

在医学实验中,常根据实验目的和要求选用不同类型和不同级别的动物,实验动物选择基本原则如下:

一、根据实验研究的目的、内容、水平,选用相匹配的标准化动物

一切动物实验都是为科学研究服务的,首先要根据研究的内容选择实验动物。如制备抗体一般用兔,过敏实验用豚鼠,肿瘤实验最好用裸鼠,蛙的大脑不发达,不可用于高级神经活动的实验,但蛙的脊髓具有最简单的发射中枢,用于神经反射弧实验时,简单、直观、明确、容易分析。

二、必要的预试验有助于选择与本实验相适应的实验动物

动物预试验的作用在于:① 初步观察动物是否适于本项目的研究;② 熟悉动物的生物学特性及饲养管理;③ 检查与动物实验配套的实验条件、方法是否初步到位。

三、充分利用与人具有某种相似性的实验动物

绝大多数生物学与医学研究的最终目的是为人类服务。因此在条件可能的情况下,尽量选择那些生物学特征及解剖生理特点等与人类类似的实验动物。

一般来说,实验动物愈高等,进化程度愈高,其机能、代谢、结构愈复杂,反应就愈接近人类。猴、狒狒、猩猩、长臂猿等灵长类动物是最近似于人类的理想动物。但实验动物中,并非仅灵长类动物在生物学特性、解剖生理特点等方面与人具有相似性。

1. 结构功能的相似性

尽量选择研究对象的结构与人相似的动物。如猪的心脏和皮肤与人有较大的相似性,可以用于冠心病和烧伤研究。

2. 时象或年龄状态的相似性

年龄是一个重要的指标,动物的解剖生理特征对实验反应性随年龄不同而有明显变化;不同实验动物的寿命与人类具有很大的差异。选择动物时应注意各种实验动物之间、实验动物与人类之间的年龄对应,以便进行分析比较(图7-1)。

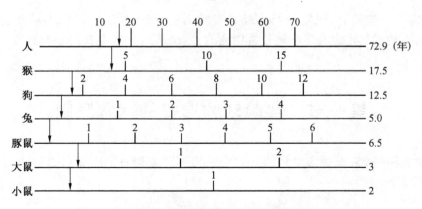

图 7-1　各种实验动物与人的年龄的对应

3. 群体分布的相似性

在以群体为对象的研究课题中,有时要考虑选择与人群基因型及表现型分布类型相似的动物类别,主要是一些封闭群动物,如 KM 小鼠、Wistar 大鼠、比格犬等。

4. 生态或健康状况的相似性

在正常生命过程的研究中,找到与人类生态情况相似的替代模型非常重要。现有的不同微生物学质量级别的普通动物、清洁动物、SPF 动物、无菌及悉生动物分别代表着不同的微生态模式并具有不同特点,适用于不同研究目的。

5. 疾病特点的相似性

实验动物有许多自发或诱发性疾病,能局部或全部地反映与人类类似的疾病过程及特点,可用于研究相关的人类疾病。

6. 操作实感的相似性

外科手术性的操作模型中或教学示教中,常选择体型较大的动物,如犬。

四、除利用与人具有相似性以外的实验动物的选择原则

1. 差异性原则

由于物种之差异,各种动物之间存在基因型、组织型、代谢型、易感型等方面的差别,这种差异有时可作为研究课题所需的一种指标或特殊条件。如对毒性或抑制机制的敏感性的差异常被用于药物尤其是抗菌、抗肿瘤药物的研究,这类差异越大则药物特异性越强。利用这一特点,人们可能找对人类毒性小而对病原微生物或肿瘤细胞杀伤力强的药物。

2. 易化原则

进化程度高或结构机能复杂的动物,有时会给实验条件的控制和实验结果的获得带来难以预料的困难。应依据易化原则选择那些结构功能简单而又反映研究指标特质的动物。例如,在遗传研究中,用寿命短、繁殖快的果蝇取得了丰硕的成果,而同样方法若改用灵长类动物其难度是很难设想的。

3. 相容或匹配原则

所谓"相容"或"匹配"是指所用动物的标准化品质应与实验设计、技术条件、实验方法等条件相适应。在设计实验时不但要了解实验仪器精度和灵敏性能,了解试剂的品质、性能及试剂和仪器之间的匹配性能,还要了解动物或动物模型对实验手段的反应能力。

4. 易获性原则

虽然猫、狗、猪及灵长类动物居于较高进化水平,各有其研究价值,尤其是灵长类动物在许多方面有不可替代的优越性。然而这些大动物往往由于较长的生殖周期、低繁殖率或产仔率等弱点而影响易获性,因而影响其被选用,故通常不作首选。

5. 重现性、均一性原则

重现性和均一性为实验结果质量品质所在。若实验结果不能再现或不稳定,则该结果的可靠性便成了问题。选择基因型一致或相似是保障重现性和稳定性的重要措施。一般情况下近交系动物的生物反应稳定性、实验重复性都较封闭群动物好。F1 代杂交群在一定程度上兼有近交系和远交群的特点。封闭群动物虽然能较好地代表自然群体,但群与群之间有时存在差异,因而在重现性上有一定的问题。

五、动物实验结果的外推

大多数生物学与医学研究的最终目的是为人类服务。因此动物模型和动物实验结果都要外推到人身上去,这就是动物实验结果的外推(extrapolation)。

因为动物与人不是同一种生物,加之不同的动物有不同的功能和代谢特点,所以要肯定一个实验结果最好采用两种以上的动物进行观察比较。所选的实验动物中一种为啮齿类动物,另一种为非啮齿类动物。

六、选用与实验要求相适应的实验动物规格

1. 年龄

实验动物的年龄不同,其生物学特性也不同。

2. 体重

实验动物的体重与年龄有一定的相关性,在正常营养状态及饲养条件下,也可根据体重加以选择。一般选择发育正常、体重符合要求的实验动物。

3. 性别

许多实验证明,不同性别的同一品种(系)动物对许多外界刺激的反应不一致,对实验结果的影响也不同。一般来说,无特殊要求宜选用雌雄各半。

七、实验动物的选择和应用要注意有关国际规范和动物福利

国际上普遍要求动物实验达到实验室操作规范(good laboratory practice,GLP)和标准操

作程序(standard operating procedure,SOP)。同时遵循国际上广泛宣传的 3R 原则,即减少(reduction)、优化(refinement)和替代(replacement)。具体而言,"减少"就是尽可能地减少实验中所用动物的数量,提高实验动物的利用率和实验的精确度;"优化"即减少动物的精神紧张和痛苦,比如采用麻醉或其他适当的实验方法;"替代"就是不再利用活体动物进行实验,而是以单细胞生物、微生物或细胞、组织、器官甚至电脑模拟来加以替代。

八、经济性原则

考虑到实验成本,在不违反原则的情况下,应用小动物代替大动物,如小鼠适用于需大量动物的实验。

第二节　实验动物的麻醉方法

在一些需要进行手术的实验中,为减少动物的痛苦、挣扎,让其保持安静,常对动物采用必要的麻醉。由于动物种属间的差异等情况,采用的麻醉方法和选用的麻醉剂亦有所不同。常用刺激角膜来观察角膜反射,夹捏后肢股部肌肉来观察其反应的简易方法了解动物的麻醉深度。适宜的麻醉状态是呼吸深慢而平稳,角膜反射与运动反应消失,肌肉松弛。

一、常用的麻醉剂

(一)常用的局部麻醉剂

普鲁卡因,毒性小,见效快,注射后 1～3min 产生麻醉,常用于局部浸润麻醉,用时配成 0.5%～1% 的溶液。利多卡因,见效快,组织穿透性好,作用时间较长,常用 1%～2% 溶液作为大动物神经干阻滞麻醉剂;也可用 0.25%～0.5% 溶液作局部浸润麻醉剂。

(二)常用的全身麻醉剂

1. 乙醚

乙醚吸入法是最常用的麻醉方法,各种动物都可应用。其麻醉量和致死量相差较大,所以安全度大;但由于乙醚局部刺激作用大,可刺激上呼吸道黏液分泌增加,通过神经反射还可扰乱呼吸、血压和心脏的活动,并易引起窒息,在麻醉过程中要引起注意。其优点是比较安全,麻醉后恢复较快;缺点是需要专人负责,在麻醉初期出现强烈兴奋现象,对呼吸道又有较强的刺激作用,因此可在麻醉前给一定的吗啡和阿托品。通常在麻醉前 20～30min 皮下注射吗啡 5～10mg/kg 体重及阿托品 0.1mg/kg 体重。

2. 戊巴比妥钠

此药麻醉时间较长,一次给药可维持 3～5h,比较常用。对动物血压、呼吸影响不大。

用时配成 1% ~3% 生理盐水溶液,必要时加温溶解。静脉或腹腔注射后很快进入麻醉期,使用方便。注意要防止用药过量导致动物死亡。

3. 氨基甲酸乙酯

又名乌拉坦(urethane),易溶于水。对器官功能影响较小,使用时常配成 20% ~25% 的溶液。对多数动物采用静脉或腹腔注射,蛙类用皮下淋巴囊注射。

4. 硫喷妥钠

淡黄色粉末,水溶液不稳定,一般使用前配制,不宜采用皮下或肌内注射。静脉注射后作用较快,但苏醒也快。可重复注射,以维持麻醉的深度。它对心血管和内脏损害较小。

虽然麻醉剂种类较多,但不同的动物使用的种类有所侧重,如做慢性实验的动物常用乙醚吸入麻醉(用吗啡和阿托品作基础麻醉);急性动物实验对犬、猫和大鼠常用戊巴比妥钠麻醉,对家兔和青蛙、蟾蜍常用氨基甲酸乙酯麻醉,对大鼠和小鼠常用硫喷妥钠或氨基甲酸乙酯麻醉。常用麻醉药的用法及用量见表 7-1。

表 7-1 常用麻醉药的用法及用量

麻醉药	动物	给药途径	给药剂量/(mg/kg)	常配浓度/%	给药量/(mL/kg)	维持时间
戊巴比妥钠	狗、猫	i.v,i.p	30~35	3	1.0	2~4h,中途加 1/5 量维持 1h 以上,麻醉力强,易抑制呼吸
	兔	i.p,s.c	40~50	3	1.4~1.7	
	豚鼠	i.p	40~50	2	2.0~2.5	
	大、小白鼠	i.p	45	2	2.3	
乌拉坦	猫、狗	i.v,i.p	750~1000	30	2.5~3.3	2h,使用安全、毒性小,主要适用于小动物的麻醉
	兔	i.v,i.p	750~1000	20	5.0~7.0	
	豚鼠 大、小白鼠	i.m	800~1350	20	7.0	
	蛙类	s.c,淋巴	20~25g(0.1mL/0.1g)	20	1~3mL/只	
戊巴比妥	狗、猫	i.v,i.p	80~100	3.5	2.2~3.0	4~6h,麻醉诱导期较大,深度不宜控制
	兔	i.p	150~200	3.5	4.3~6.0	
硫喷妥钠	狗、猫、兔	i.v,i.p	25~30	2	1.3~2.5	0.5~1.5h,麻醉力最强,维持量按情况掌握,宜缓慢注射
	大白鼠	i.v,i.p	50~100	1	5.0~10.0	
氯醛糖	兔	i.v	80~100	2	2.5	3~4h,诱导期不明显,安全度大,主要用于小麻醉
	大、小白鼠	i.p	50	2	2.5	
普鲁卡因	兔、豚鼠	s.c,i.m	8~10	1~2		局部麻醉

二、常用麻醉方法

1. 乙醚吸入性麻醉法

（1）应用：常用于大、小鼠的短期操作性实验的麻醉。

（2）方法：如图7-2所示，将一只大烧杯倒扣，内放几个含有乙醚的棉球，再将动物转入烧杯内，几分钟后即可麻醉动物。麻醉后取出动物，进行实验。在实验过程中用纸盒制成一个纸质喇叭（一头粗，一头细），在喇叭周围刺若干小孔，将蘸有乙醚的中等大小的棉球从粗的一端放入喇叭内并向细的一端推进，但不能堵塞细的一端。将喇叭粗的一端套住鼠嘴和鼻，使动物呼吸到含有乙醚与空气的混合气体，使麻醉得到维持。

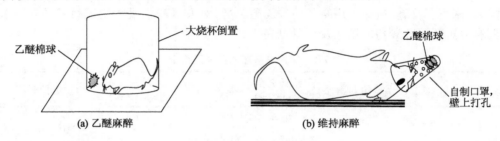

乙醚棉球　　　　大烧杯倒置　　　　乙醚棉球

自制口罩，壁上打孔

（a）乙醚麻醉　　　　　　　　（b）维持麻醉

图7-2　大、小鼠乙醚麻醉

（3）注意事项：由于乙醚燃点很低，遇火极易燃烧，要特别当心。保持室内通风良好，以减少操作者从空气中吸入乙醚的量。

2. 腹腔和静脉给药麻醉法

（1）应用：非挥发性麻醉药物均可采用腹腔和静脉注射麻醉，操作简便，实验室最常采用这种方法。大、小鼠和豚鼠多用腹腔给药麻醉，较大的动物如兔、狗等则多用静脉给药麻醉。腹腔和静脉麻醉时，需控制药物浓度和注射量。

（2）方法：以下麻醉剂量可满意地维持2~3h。如需继续麻醉，可适量追加。

大白鼠、小白鼠等小动物：30~60mg/kg体重戊巴比妥钠腹腔或肌内注射，或100~120mg/100g体重乌拉坦肌内注射。如果要求实验结束后动物苏醒，不主张使用乌拉坦麻醉，因为该方法效果不稳定，容易导致死亡。

家兔：20%乌拉坦静脉注射5mL/kg体重，腹腔注射7mL/kg体重；戊巴比妥钠35~40mg/kg体重腹腔注射。

猫：戊巴比妥钠35mg/kg体重腹腔注射，或氯醛糖70mg/kg体重或乌拉坦700mg/kg体重腹腔注入；氯醛糖75mg/kg体重静脉注射。

（3）注意事项

① 缓慢注射，同时观察肌肉紧张度、角膜反射和对皮肤夹捏的反应，当这些活动明显减弱或消失时，立即停止注射。如出现呼吸抑制或深腹式呼吸，则说明用药过量。

② 配制的药液浓度要适中，不可过高，以免麻醉过急；也不能过低，否则注射溶液的体积太大，以至可能超过用药体积的极限（表7-1）。

③ 麻醉期间注意保温。即使在空调环境下,室温仍远低于动物体温,动物在麻醉状态下的体温调节机能往往受到抑制,体温容易下降,影响实验结果。一方面要采取适当保温措施,最简单的方法是用手术灯红外照射,照射温度一般不能超过动物体温,最好保持在25～30℃。但要注意不宜接近手术切口,防止手术切口干燥和脱水。无论用何种保温方法都应用肛表监测肛温。常用实验动物的肛温参考值为:大鼠(39.3±0.5)℃,兔(38.4±1.0)℃,猫(38.6±1.0)℃。

第三节 实验动物的捉拿、固定和标记

在进行动物实验时,为不损害动物的健康,不影响观察指标,并防止被动物咬伤,首先要限制动物的活动,使动物处于安静状态,所以要掌握合理的抓取方法。抓取动物前必须对各种动物的一般习性有所了解,不同的动物有不同的抓取与固定方法。

一、小鼠的抓取与固定

(一)用手抓取固定

小鼠性情温顺,一般不咬人,比较容易抓取与固定。抓取时先用右手提起鼠尾,置于鼠笼或实验台上并用右手向后拉,在其向前爬行时,用左手拇指和食指捏住两耳和颈部皮肤,鼠体置于左手心,拉直后肢,以无名指按住后腿,小指按住鼠尾即可。注意:抓得不能太松,否则易回头咬人,也不能太紧以致其窒息,应使头颈部与身体保持伸展状态,以利于灌胃等操作(图7-3)。

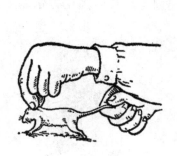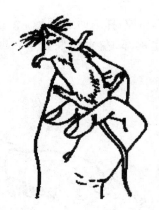

图7-3 小鼠的抓取与固定

(二)固定器固定

板式固定:如要进行手术或心脏采血,则应使其仰卧于木板或金属板上,伸展四肢并固定。

盒式固定法：一般用于尾静脉注射。根据动物大小选择大小合适的固定盒，并打开鼠筒盖，手提鼠尾，将动物头对准鼠筒口并送入筒内，露出鼠尾，在适当位置插入闸板或调节鼠筒有效长短后将其固定。

二、大鼠的抓取与固定

大鼠的门齿很长，在抓取方法不当而受到惊吓或被激怒时易将操作者手指咬伤，所以，不要突然袭击式地去抓它，实验者应戴上防护手套（有经验者也可不戴），右手轻轻抓住大鼠尾巴向后拉，但避免抓其尖端，以防尾巴尖端皮肤脱落，左手抓紧大鼠两耳和头颈部的皮肤，并将大鼠固定在左手中，右手即可进行操作。也可以用铺巾钳夹住大鼠背部，提起动物后再用左手固定（图7-4）。根据实验需要也可进行板式固定或盒式固定，固定方法同小鼠，但固定器材稍大些。

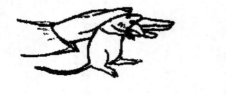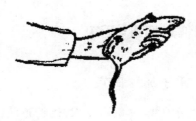

图 7-4　大鼠的抓取与固定

三、豚鼠的抓取与固定

豚鼠胆小易惊，抓取时必须稳、准、迅速。先用右手掌迅速握住其肩胛上方背部，拇指和食指环扣住颈部，左手托住臀部，即可轻轻提起固定。具体固定方法基本同大鼠（图7-5）。

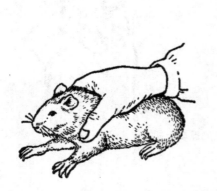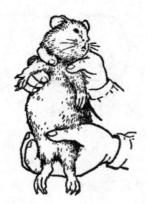

图 7-5　豚鼠的抓取与固定

四、兔的抓取与固定

家兔比较胆小,易驯服,不会咬人,但其爪尖锐,应避免家兔挣扎时被抓伤皮肤。

一般以右手抓住兔颈部的毛皮提起(颈后部皮厚),然后左手托其臀部,使大部分体重集中在左手上。抓取过程中避免损伤动物,不可用抓提双耳(损伤两耳)、背部(造成皮下出血)或腰部(可造成两肾损伤)的方法抓取兔子。

兔的固定方法包括盒式固定法、徒手固定法、台式固定法及马蹄形固定法四种。盒式固定法适用于采血或耳部血管注射;台式固定法适用于测量血压、呼吸和进行手术;马蹄形固定法适用于脑部精细手术(图7-6)。

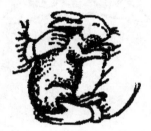 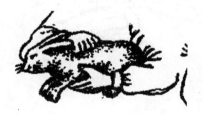

图7-6　兔的抓取与固定

五、犬的抓取与固定

用犬做实验时,为防止其咬伤操作人员,一般先将犬嘴绑住;对实验用犬,如比格犬或驯服的犬,绑嘴操作人员可从犬侧面靠近并轻轻抚摸颈部皮毛,然后迅速用布带绑住犬嘴;对于未经训练的狗或上述方法不可行时,可用狗头钳夹住其颈部,将狗按倒,再绑嘴或麻醉。当犬被麻醉后,要松开绑嘴的布带,以免影响呼吸。

六、实验动物的编号与标记

实验前常需对动物进行分组,实验中要对各动物的资料进行观察和记录,实验后还要对实验资料进行处理。这就需要进行标记,以便区别各组及组内动物。标记的方法很多,良好的标记方法应该标号清晰、简便、适用,慢性实验还要求标记号能持久。对猴、狗、猫等大动物有时可不做特别标记,只记录它们的外表和毛色即可。以下介绍五种常用的标记方法。

(一) 染色法

这是实验室急性实验最常使用又极方便的标记方法。使用的颜料一般有3% ~5%苦味酸溶液(黄色),2%硝酸银溶液(咖啡色)和0.5%中性品红(红色)等。

标记方法:用毛笔或棉签蘸取上述溶液,逆着毛向在动物体的不同部位涂上斑块,以示不同号码。编号的原则是先左后右、先上后下。这是因为动物的腹侧、肢体的绝大部分、下段躯干是动物能舔到的范围和容易摩擦、污染的区域,特别是鼠尾容易被其他动物咬破皮肤。超过 10 号时,可使用两种不同颜色的溶液,即一种颜色作为个位数,另一种颜色作为十位数,这样交互使用可编到 99 号(图 7-7)。

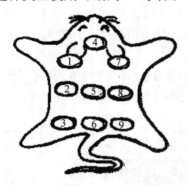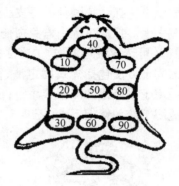

图 7-7　染色法编号

(二)打号法

用刺号钳(又称耳号钳)将号码打在动物耳朵上;打号前用乙醇棉球擦净耳朵,用耳号钳刺上号码,然后在烙印部位用棉球蘸上溶在食醋里的黑墨水涂抹。该法适用于耳朵比较大的兔、犬等动物。

(三)挂牌法

用金属制的牌号固定于实验动物的耳上,大动物可系于颈上。

(四)剪毛法

该法适用于大、中型动物,如犬、兔等,方法是用剪毛剪在动物一侧或背部剪出号码,此法编号清楚可靠,但只适用于短期观察。

(五)打孔或剪缺口法

可用打孔机在兔耳一定位置打一小孔来表示一定的号码。如用剪刀剪缺口,应在剪后用滑石粉捻一下,以免愈合后看不出来。

第四节　常用实验动物的给药途径和方法

不同的给药途径和方法对药物效果具有重要影响。要根据实验目的、实验动物种类和药物剂型等情况确定给药途径和方法。几种常用动物的不同给药途径和给药量可参考表7-2,动物最大给药量可参考表7-3。

表 7-2 几种常用实验动物不同给药途径的常用注射量　　　　mL

注射途径	小鼠	大鼠	豚鼠	兔	狗
s. c	0.1 ~ 0.5	0.5 ~ 1.0	0.5 ~ 2	1.0 ~ 3.0	3 ~ 10
i. m	0.1 ~ 0.2	0.2 ~ 0.5	0.2 ~ 0.5	0.5 ~ 1.0	2 ~ 5
i. p	0.2 ~ 1.0	1 ~ 3	2 ~ 5	5 ~ 10	5 ~ 15
i. v	0.2 ~ 0.5	1 ~ 2	1 ~ 5	3 ~ 10	5 ~ 15

表 7-3 常用实验动物一次最大给药量　　　　mL

动物名称	灌胃	s. c	i. m	i. p	i. v
小白鼠	0.8	1.5	0.2	1	0.8
大白鼠	5.0	5.0	0.5	2	4
兔	20	2	2	5	10
猫	20	20	2	5	10
犬	500	100	4.0	—	100

（一）注射给药法

1. 皮下注射（s. c）

注射时用左手拇指及食指轻轻捏起皮肤,右手持注射器将针头刺入,穿过表皮、真皮进入皮下组织有一种宽松的感觉,即可进行注射。一般小鼠在背部或前肢腋下,大鼠在背部或侧下腹部;豚鼠在后大腿内侧、背部等脂肪少的部位;兔在背部或耳根部注射,大多在大腿外侧注射,拔针时,轻按针孔片刻,以防药液逸出。

2. 皮内注射（i. d）

此法用于观察皮肤血管的通透性变化或皮内反应。将动物注射部位的毛除去,消毒后,用皮试针头紧贴皮肤刺入皮内,然后针头向上挑起并再稍向内刺入,即可注射药液。注射后可见皮肤表面鼓起一白色小皮丘。如同人做青霉素皮试。

3. 肌内注射（i. m）

当给动物注射不溶于水而混悬于油或其他溶剂中的药物时,常采用肌内注射。肌内注射一般选用肌肉发达、无大血管经过的部位,多选臀部。注射时针头要垂直快速刺入肌肉,如无回血现象即可注射。给大、小鼠做肌内注射时,选腿外侧肌肉进行注射。

4. 腹腔注射（i. p）

先将动物固定,腹部用乙醇棉球擦拭消毒,然后在左或右侧腹部将针头刺入皮下,沿皮下向前推进约 0.5cm,再使针头与皮肤呈 45°方向穿过腹肌刺入腹腔,此时有落空感,回抽无肠液,缓缓推入药液(图 7-8)。此法大、小鼠用得较多。

5. 静脉注射（i. v）

该法是将药液直接注入静脉血管内,使其随着血液分布全身,迅速起效;但排泄较快,作用时间较短。

小鼠、大鼠的静脉注射:常采用尾静脉注射(图7-9)。两侧尾静脉比较容易固定,故常被采用。操作时,先将小鼠固定在小鼠固定器内,暴露尾部,用75%乙醇棉球反复擦拭,使血管扩张,并可使表皮角质软化,以左手拇指和食指捏住鼠尾两侧,使静脉充盈,注射时针头尽量采取与尾部平行的角度进针。开始注射时宜少量缓注,如无阻力,表示针头已进入静脉,这时用左手食指和中指将针和尾一起固定起来,解除对尾根部的压迫后,便可进行注射。如有白色皮丘出现,说明未穿刺入血管,应重新向尾部方向移动针头再次穿刺。注射完毕后把尾部向注射侧弯曲以止血。如需反复注射,尽量从尾的末端开始。一次注射量为每10g体重0.1~0.2mL。注意:大鼠的角质层较厚,可用乙醇棉球反复涂擦。

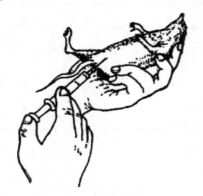

图7-8　小鼠腹腔注射

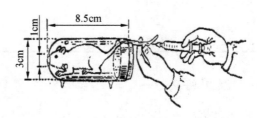

图7-9　鼠尾静脉注射

豚鼠的静脉注射:一般采用前肢皮下头静脉、后肢小隐静脉、浅背足中静脉和耳静脉(图7-10)。豚鼠的静脉管壁较脆,注射时应特别注意。

兔的静脉注射:一般采用外耳缘静脉,因其表浅易固定。注射部位除毛后,用75%乙醇消毒,手指轻弹兔耳,使静脉充盈,左手食指和中指夹住静脉的近心端,拇指绷紧静脉的远心端,无名指及小指垫在下面,右手持注射器,尽量从静脉的远端刺入血管,移动拇指于针头上以固定,放开食指、中指,将药液注入,然后拔出针头,用干棉球止血(图7-11)。

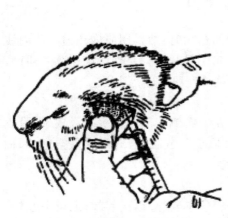

图7-10　豚鼠耳静脉注射

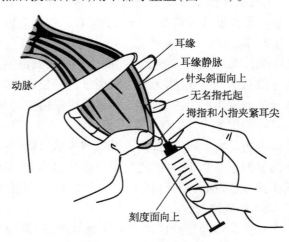

图7-11　兔耳缘静脉注射

犬的静脉注射：犬的静脉注射多采用前肢外侧静脉或后肢外侧的小隐静脉。注射部位除毛后，在静脉血管的近心端用橡皮带扎紧，使血管充盈，从静脉的远心端将注射针头平行刺入血管，回抽注射器针栓，如有回血，即可放开橡皮带，将药液缓缓注入。

（二）经口给药法

1. 口服法

把药物放入饲料或溶于水中让动物自动摄取。一般适用于对动物疾病的防治或某些药物的毒性实验，制造某些与食物有关的人类疾病动物模型。此法的优点是不仅简单方便，而且对动物无强迫、无机械刺激；缺点是不能定时定量。

2. 灌胃法

在急性实验中，多采用灌胃法。此法剂量准确、定时。灌胃法是用灌胃器将药灌到动物胃内。鼠类灌胃器由注射器和特殊的灌胃针构成。小鼠的灌胃针长 4 ~ 5cm，直径为 1mm；大鼠灌胃针长 6 ~ 8cm，直径约 1.2mm。灌胃针的尖端焊有一小圆形金属球，金属球为中空的。焊金属球的目的是防止针头刺入气管或损伤消化道。针头金属球端弯曲成 20°左右，以适应口腔、食管的生理弯曲度走向。

小鼠的灌胃法：用左手固定小鼠，右手持灌胃器，将灌胃针从小鼠的口腔插入，压迫鼠的头部，使口腔与食管呈一直线，将灌胃针沿咽后壁慢慢插入食管，可感到轻微的阻力，此时可略改变一下灌胃针方向，以刺激引起吞咽动作，顺势将药液注入（图 7-12）。一般灌胃针插入小鼠门腔深度为 3 ~ 4cm，大鼠或豚鼠为 4 ~ 6cm。常用灌胃量：小鼠为 0.2 ~ 1mL，大鼠为 1 ~ 4mL，豚鼠为 1 ~ 5mL。

兔、犬的灌胃法：先将动物固定，把带小孔的开口器插入动物口中压住舌头，再将 14 号导尿管经小孔慢慢沿上腭壁插入食管，将灌胃管的外端浸入水中，如有气泡逐出，说明灌胃管误入气管，需拔出重插。插好后，将注射器与灌胃管相连后将药液推入，然后再灌入 5mL 生理盐水。灌胃结束后，先拔出灌胃管，再拿出开口器。一次灌胃能耐受的最大容积：兔为 80 ~ 100mL，犬为 200 ~ 250mL（图 7-13）。

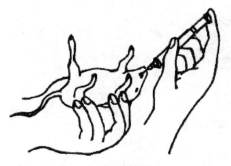

图 7-12　小鼠灌胃法

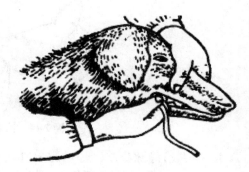

图 7-13　犬灌胃法

第五节 实验动物的采血方法

一、大鼠、小鼠常用的采血方法

1. 摘眼球采血

此法常用于鼠类大量采血。采血时,用左手固定动物,压迫眼球,尽量使眼球突出,右手用弯头镊子或止血钳将眼球从根部摘除,眼眶内很快流出血液。

2. 剪尾采血

需血量很少时常用本法,如做红、白细胞计数,血红蛋白测定,制作血涂片等均可用此法。动物麻醉后,将尾尖剪去约5mm,从尾部向尾尖部按摩,血即从断端流出。也可用刀割破尾动脉或尾静脉,让血液自行流出。如不麻醉,采血量较小。采血结束后,消毒、止血。用此法每只鼠可采血10余次。小鼠每次采血约0.1mL,大鼠约0.4mL。

3. 眼眶后静脉丛采血

穿刺采用一根特制的长7~10cm的硬玻璃取血管(也可用微量采血管),其一端内径为1~1.5mm,另一端逐渐扩大,细端长约1cm即可,将取血管浸入1%肝素溶液,干燥后使用。采血时,左手拇指及食指抓住鼠两耳之间的皮肤使鼠固定,并轻轻压迫颈部两侧,阻碍静脉回流,使眼球充分外突及眼眶后静脉丛充血。右手持取血管,将其尖端插入内眼角与眼球之间,轻轻向眼底方向刺入,当感到有阻力时即停止刺入,旋转取血管以刺破静脉丛,血液即流入取血管中。采血结束后,拔出取血管,放松左手,出血即停止。用本法在短期内可重复采血,小鼠一次可采血0.2~0.3mL,大鼠一次可采血0.1~1.0mL(图7-14)。

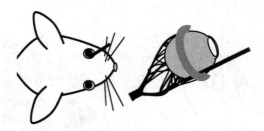

图7-14 鼠眶静脉丛采血示意图

4. 颈(股)静脉或颈(股)动脉采血

将鼠麻醉,剪去一侧颈部外侧被毛,消毒做颈静脉或颈动脉分离手术,用注射器即可抽出所需血量。大鼠多采用股静脉或股动脉,方法是:大鼠经麻醉后,剪开腹股沟处皮肤,即可看到股静脉,把此静脉剪开或用注射器采血即可,股动脉较深需剥离出再采血。

5. 断头采血

用剪刀迅速剪掉动物头部,立即将动物颈朝下,提起动物,血液可流入已准备好的容器中。鉴于实验动物福利,不主张用此法。

二、兔常用的采血方法

1. 耳缘静脉采血

将兔固定,拔去耳缘静脉局部的被毛,消毒,用手指轻弹兔耳,使静脉扩张,用针头刺耳缘静脉末端,或用刀片沿血管方向割一小切口,血液即流出。本法为兔最常用的采血方法,可多次重复使用。

2. 耳中央动脉采血

在兔耳中央有一条较粗的、颜色较鲜红的中央动脉。用左手固定兔耳,右手持注射器,在中央动脉的末端,沿着与动脉平行的向心方向刺入动脉,即可见血液进入针管。由于兔耳中央动脉容易痉挛,故抽血前必须让兔耳充分充血,采血时动作要迅速。采血所用针头不要太细,一般用6号针头,针刺部位从中央动脉末端开始,不要在近耳根部采血。一次采血 $10 \sim 15 \text{mL}$。

3. 颈静脉采血

方法同小鼠、大鼠的颈静脉采血。

4. 心脏采血

使家兔仰卧,在胸左侧心脏部位剪毛、消毒,在第三、四肋间胸骨左缘3mm处穿刺,针头刺入心脏后,持针手可感觉到兔心脏有节律的跳动,血液会自然流入注射器。此时如抽不到血,可以前后进退调节针头的位置,注意切不可使针头在胸腔内左右摆动,以防弄伤兔的心、肺,也可以拔出重新穿刺。

三、犬常用的采血方法

1. 后肢外侧小隐静脉采血

后肢外侧小隐静脉位于后肢腹部下1/3的外侧浅表皮下,由前侧向后行走。采血时,将动物固定,局部剪毛、消毒,采血者左手紧握剪毛区上部或扎紧止血带,使下部静脉充血,右手用连有6号或7号针头的注射器刺入静脉,左手放松,以适当速度抽血即可。

2. 前肢背侧皮下头静脉采血

前肢背侧皮下头静脉位于前脚爪上方背侧的正前位。采血方法同后肢外侧小隐静脉。

3. 颈静脉采血

前两种方法需技术熟练,且不适于连续采血。大量或连续采血时,可采用颈静脉采血,方法同小鼠、大鼠的颈静脉采血。

4. 股动脉采血

本法为采取动脉血最常用的方法,操作简便。在清醒状态下将稍加训练的犬卧位固定于犬解剖台上。伸展后脚向外伸直,暴露腹股沟三角动脉搏动的部位,剪毛、消毒,左手中指、食指探摸股动脉跳动部位,并固定好血管,右手取连有 5 号半针头的注射器,针头由动脉跳动处直接刺入血管,若刺入动脉一般可见鲜红色血液流入注射器,有时还需微微转动一下针头或上下移动一下针头,方见鲜红色血液流入。有时可能刺入静脉,必须重抽。抽血毕,迅速拔出针头,用干药棉压迫止血 2～3min。

（李永金）

第八章 细胞培养基本技术

实验一 细胞培养常用试剂制备

细胞在体外要想很好地生长繁殖,必须有与体内相似且适宜的营养物质及合适的生存环境。经多年研究,人们已经证实了细胞在体外培养需要一些基本营养物质及促生长因子等,主要包括氨基酸、维生素、碳水化合物及一些无机盐,必需的氨基酸有谷氨酰胺、亮氨酸、异亮氨酸、精氨酸、组氨酸、色氨酸、胱氨酸、苏氨酸、赖氨酸、蛋氨酸、缬氨酸、络氨酸及苯丙氨酸;必需的维生素有叶酸、维生素 B_{12}、维生素 C、核黄素、泛酸、吡哆醇及烟酰胺;碳水化合物主要是葡萄糖;无机离子主要是钠、钾、钙、镁和磷等。

细胞原代培养过程中消化组织及细胞,细胞传代培养中使细胞从黏附物上分离都需要消化液。常用的消化液有胰蛋白酶、乙二胺四乙酸(EDTA)及胶原酶,可以依情况单独使用或混合使用。

【材料】

1. 试剂　三蒸水、胎牛或小牛血清、干粉培养基、NaCl、KCl、$CaCl_2$、$MgCl_2 \cdot 6H_2O$、$MgSO_4 \cdot 7H_2O$、$Na_2HPO_4 \cdot H_2O$、$Na_2HPO_4 \cdot 2H_2O$、KH_2PO_4、$NaHCO_3$、HCl、NaOH、葡萄糖、酚红、青霉素、链霉素、胰蛋白酶、乙二胺四乙酸(EDTA)、胶原酶。

2. 器材　量筒、烧杯、锥形瓶、电子天平、pH 计或 pH 精密试纸、滤器、微孔滤膜、磁力搅拌器、储液瓶、高压锅、冰箱、水浴箱。

【操作步骤】

1. 水　细胞所需营养物质必须用水溶解才能被吸收,代谢产物溶于水才能被排泄,而且细胞要调节渗透压并维持其形态也必须用到水。细胞在体外培养过程中对水的质量非常敏感,细胞培养用水必须非常纯,不含有金属离子及其他杂质,所以最好用新鲜蒸馏的三蒸水。

2. 平衡盐溶液　对于维持细胞渗透压,调节 pH 至关重要,主要用于配制一些合成培养基及洗涤组织、细胞等。它们主要由无机盐和葡萄糖配制而成,有些会加少量酚红作为酸碱指示剂,常用平衡盐溶液有 Ringer、PBS、Earle、Hanks、D-Hank's 及 Dulbecco,配方见表 8-1,其差异主要在于氯化钠浓度、缓冲系统及离子浓度。

表 8-1　常用平衡盐溶液的配方　　　　　　　　　　　　　　　　g/L

	Ringer	PBS	Earle	Hanks	D-Hank's	Dulbecco
NaCl	9.00	8.00	6.80	8.00	8.00	8.00
KCl	0.42	0.20	0.40	0.40	0.40	0.20
$CaCl_2$	0.25		0.20	0.14		0.10
$MgCl_2 \cdot 6H_2O$						0.10
$MgSO_4 \cdot 7H_2O$			0.20	0.20		
$Na_2HPO_4 \cdot H_2O$		1.56		0.06	0.06	
$Na_2HPO_4 \cdot 2H_2O$			1.14			1.42
KH_2PO_4		0.20		0.06	0.06	0.20
$NaHCO_3$			2.20	0.35	0.35	
葡萄糖			1.00	1.00		
酚红			0.02	0.02	0.02	0.02

现以磷酸盐缓冲液(PBS)为例介绍具体操作步骤:

(1) 按配方准确称取各成分,试剂若含水分子要经换算后再称量。

(2) 溶解于 800mL 三蒸水中,要等一种试剂溶解完全后再加另一种试剂。

(3) 补三蒸水准确定容至 1000mL,混匀。

(4) 用 HCl 或 NaOH 调 pH 至 7.2~7.4。

(5) 分装 PBS 液,121℃、20min 高压蒸汽灭菌。

(6) 4℃冰箱内保存备用。

3. 消化液　主要用于原代培养时消化组织、细胞,传代时使细胞脱离附着的底物,常用的消化液有胰蛋白酶、乙二胺四乙酸(EDTA)和胶原酶,可以依实验需要单独使用或混合使用。

胰蛋白酶溶液常用 0.125% 和 0.25% 两种浓度,配制步骤如下:

(1) 称量所需胰蛋白酶。

(2) 加入三蒸水(不含 Ca^{2+} 及 Mg^{2+}),用磁力搅拌器溶解。

(3) 补三蒸水定容至 1000mL,混匀。

(4) 用 $NaHCO_3$ 调 pH 至 7.2~7.4。

(5) 用 0.22μm 微孔滤膜过滤除菌,分装,-20℃保存备用。

EDTA 主要作用是螯合 Ca^{2+} 及 Mg^{2+},常用浓度为 0.02%,配制方法同胰蛋白酶。

胶原酶能够特异性地水解三维螺旋结构的天然胶原蛋白,而不损伤其他蛋白质,共分为Ⅰ、Ⅱ、Ⅲ、Ⅳ、Ⅴ型及肝细胞专用胶原酶。要根据组织类型选择合适的胶原酶进行消化,胶原酶Ⅰ适用于上皮、脂肪、肺脏和肾上腺组织细胞的分离;胶原酶Ⅱ适用于肝脏、骨、甲状腺、心脏和唾液腺组织细胞的分离;胶原酶Ⅲ适用于哺乳动物细胞的分离;胶原酶Ⅳ能消化多种组织;胶原酶Ⅴ可将结缔组织分离成单个细胞。配制方法同胰蛋白酶,但要注意胶原酶 I 分子颗粒比胰蛋白酶大,需用蔡式滤器过滤除菌。

4. 血清的灭活　新购买的血清要在 56℃ 水浴中灭活 30min 后,再经过抽滤才可加入培养基中使用。

5. 青霉素和链霉素溶液　取材于有污染因素存在的组织,在取材及后续培养过程中都需用到不同浓度的青霉素和链霉素溶液,防止细菌污染。

（1）准备后续所用三蒸水,121℃、20min 高压蒸汽灭菌。

（2）在无菌超净工作台上配制青霉素和链霉素溶液,向 80 万单位/瓶青霉素中用注射器加 4mL 灭菌三蒸水;向 100 万单位/瓶链霉素中加 5mL 灭菌三蒸水,配制成 20 万单位/mL。

（3）分装后于 -20℃ 保存备用,可根据需要配制成较低浓度使用。

6. 细胞培养液　是体外细胞生长及繁殖最重要的营养物质,是细胞体外培养的基本条件,主要分为天然培养基及合成培养基两大类。天然培养基主要取自动物体液及组织,但由于其存在成分复杂且来源受限等缺陷,应用受到限制。如今,研究者都采用标准化生产、组分及含量都相对固定的商品化合成培养基进行实验。

合成培养基组分主要有:① 氨基酸,为合成培养基的主要组分,必需的氨基酸有谷氨酰胺、亮氨酸、异亮氨酸、精氨酸、组氨酸、色氨酸、胱氨酸、苏氨酸、赖氨酸、蛋氨酸、缬氨酸、络氨酸及苯丙氨酸;② 维生素,主要提供细胞生长过程中所需的酶及辅酶,必需的维生素有叶酸、维生素 B_{12}、维生素 C、核黄素、泛酸、吡哆醇及烟酰胺;③ 糖类,主要为细胞生长提供能量,其次也参与合成蛋白质及核酸,主要包括葡萄糖、核糖、脱氧核糖及丙酮酸钠;④ 无机离子,主要有 Ca^{2+}、Fe^{2+} 及 Zn^{2+} 等。另外,使用时还需加入一定比例的天然培养液,如胎牛血清及小牛血清等。

常用的合成培养基有 MEM、DMEM、HAM F-10、HAM F-12、McCoy's、RPMI1640、199、L-15 及 Fischer's 等。如今较常用的培养基已经能够在市面上购买到,这种商品化培养基配制步骤简单,易准确称量,容易溶解,质量有保证,其配制过程大体相同,主要分为以下几步:

（1）准确称取商品化干粉培养基,将其溶解于所配制液体总量 2/3 的三蒸水中,用磁力搅拌器使干粉完全溶解。

（2）按产品说明及实验需要补加碳酸氢钠及谷氨酰胺。

（3）补三蒸水定容至所需体积,用磁力搅拌器混匀。

（4）采用 NaHCO₃ 或 HCl 调节溶液 pH 至 7.2~7.4,多用 pH 计或 pH 精密试纸调 pH 范围。

（5）采用滤器(0.22μm 滤膜)过滤除菌,分装,4℃ 保存备用。

无血清培养基:血清虽能够提供细胞所必需的营养物质及生长因子等,但其成分复杂,含有一些细胞抑制物质或毒性物质,对于一些要求较高的研究就需要无血清培养基,主要包括基础培养液及辅加成分两部分:

（1）基础培养液:多用 HAM F-12 及 DMEM 以 1:1 混合后加入 15mmol/L Hepes、1.2g/L NaHCO₃,以三蒸水配制。

（2）辅加成分：① 培养基质，帮助细胞贴壁，常用的有纤维连接素、多聚赖氨酸及胶原；② 营养成分，主要有胰岛素、表皮生长因子、成纤维细胞生长因子、神经生长因子、生长激素、维生素 A 等；③ 酶抑制剂，常用大豆胰蛋白酶抑制剂。

【注意事项】

1. 配置所有细胞培养试剂的用水必须高度纯化，一般要当天配制，以保证水的质量。

2. 培养试剂配制过程无须加热助溶，因温度把握不准会导致培养试剂中营养成分丧失。

3. 配制培养试剂所用器皿必须彻底清洗干净，烘干后使用。

4. 培养试剂配制之后要检菌，确保所配培养试剂无菌后方可使用。

5. 每批配制的培养试剂的使用期限为两周左右，时间过长则其中的营养成分会有所损失。

实验二　原代细胞培养

【原理】

为了研究细胞生命活动、细胞工程及组织工程等，需要将细胞在体外进行培养，即将活体动物血液、骨髓及其他组织等取出，在模拟体内生理环境的特定体外条件下进行培养，使其生存并生长。原代细胞培养又称初代细胞培养（primary cell culture），是从供体体内直接取出组织细胞后进行培养，其组织或细胞离体时间较短，最能反应体内生长特性，适用于细胞分化、药理实验等研究。一般胚胎组织、幼稚组织较成熟组织容易培养。

【材料】

1. 试剂　75% 乙醇、青霉素、链霉素、磷酸盐缓冲液（PBS）、细胞培养液、胎牛血清（FBS）、胰蛋白酶、胶原酶、Ficoll 分离液。

2. 器材　滴管、橡胶乳头、烧杯、细胞培养皿、细胞培养瓶、弯头玻璃棒、三角烧瓶、细胞计数板、眼科剪、眼科镊、止血钳、不锈钢筛网、注射器、肝素抗凝管、静脉采血针、超净工作台、二氧化碳培养箱、倒置显微镜、水浴箱、磁力搅拌器、温控高速离心机。

【操作步骤】

1. 取材

（1）鼠胚组织

① 消毒：将实验鼠经颈椎脱位法处死后置于盛有 75% 乙醇的烧杯中浸泡 5min，取出后快速放入超净工作台上无菌细胞培养皿中，再次用 75% 乙醇消毒皮肤。

② 取出组织：在上述消毒过的实验鼠躯干中部用眼科剪剪开皮肤，再用止血钳夹住两侧将动物反包以暴露躯干，然后解剖取出鼠胚组织，置于无菌细胞培养皿中。

（2）鸡胚组织

① 选新鲜的受精鸡蛋，将表面脏污擦掉，于 37℃ 温箱中孵育，注意保持培养箱内湿度。

② 每天翻动一次，一般取孵育 9～12 天的鸡蛋用于实验研究。

③ 将鸡蛋大头朝上(气室朝上),置于盛有75%乙醇的烧杯中消毒,然后在无菌超净工作台上用剪刀环形剪掉气室端蛋壳,切开蛋膜显露鸡胚。

④ 用无菌弯头玻璃棒轻轻挑起鸡胚置于无菌细胞培养皿中。

（3）皮肤和黏膜

① 准确选择取材部位,用75%乙醇消毒三遍,再用含1%青霉素和链霉素的PBS漂洗。

② 切取2~3mm²的皮肤或黏膜即可,尽量去除所携带的皮肤或黏膜下组织,最后置于无菌细胞培养皿中准备分离培养。

（4）内脏及实体瘤

① 选择正确的内脏或实体瘤取材部位,对于消化道或有坏死灶存在的组织或实体瘤可能有细菌污染,要用较高浓度的抗生素溶液浸泡并漂洗。

② 去除不必要的血管、神经及结缔组织等,对于实体瘤组织尽可能避开坏死部位,并选择肿瘤细胞分布较多的部位取材。

（5）体腔液:无菌条件下抽取羊水、胸腔积液及腹腔积液等体腔液,无须加抗凝剂,准备直接离心分离细胞。

（6）血液:严格遵循无菌原则,使用肝素抗凝管静脉采血,若需要的不是血细胞而是其中的肿瘤细胞等,则立即将取材的血液以50°~60°倾斜静置于37℃培养箱中10~30min,取上面血浆于另一离心管中等待培养。

（7）骨髓

① 人骨髓:无菌条件下抽取骨髓。

② 鼠骨髓:无菌条件下取4周龄雄性鼠的股骨及胫骨,去除其上附着的软组织及骨骺端,用注射器针管抽取5mL PBS将骨髓冲出。

2. 组织材料分离培养

（1）机械分离法:若取材为纤维成分较少的组织,如脑组织、肝脏、脾脏、部分肿瘤组织及胚胎组织等,可用机械分离法直接将组织分散,即用眼科剪剪碎组织后,用注射器针芯挤压使其通过不锈钢筛网。具体操作如下:

① 将取出的组织在细胞培养液中漂洗后,将其剪成5~10mm²的小块,置于50目孔径的不锈钢筛网中,筛网下放细胞培养皿。

② 用注射器针芯轻轻挤压组织使其穿过筛网。

③ 用滴管从筛网下的细胞培养皿中吸出组织悬液,置于200目孔径的不锈钢筛网中,用注射器针芯同样处理。在倒置显微镜下观察细胞悬液,若出现较大细胞团块则用400目孔径不锈钢筛网再滤一次。

④ 取细胞悬液计数,接种于细胞培养瓶中,于37℃、饱和湿度5%的CO_2培养箱中静置培养。

（2）剪切分离法:对于纤维成分较多的组织或较硬的癌组织,可采用剪切分离法分离组织块,然后直接贴壁培养。具体操作如下:

① 将新鲜的组织置于含1%青霉素和链霉素的PBS中浸泡约10min,更换同浸泡液一样的新鲜PBS洗净后,用眼科剪将其剪成1~3mm²的小块。

② 用眼科镊夹取组织块置于直径为 35mm 的细胞培养皿中,倒置培养皿于 37℃、饱和湿度 5% 的 CO_2 培养箱中贴壁 30min。

③ 向细胞培养皿中加入含 10% ~20%FBS 的细胞培养液继续培养,约 3 天更换一次培养液以去除未贴壁细胞及组织块。

(3) 消化分离法:对于间质较少的软组织,如胚胎、肝脏、肾脏及上皮等,可用胰蛋白酶消化法分离;对于纤维性组织可用胶原酶消化法分离。具体操作如下:

① 按剪切分离法中步骤①处理组织并将其剪成 1 ~3mm³ 的小块。

② 置于盛放 30 ~50 倍组织量胰蛋白酶或胶原酶(预温至 37℃)的三角烧瓶内,放在磁力搅拌器上低速搅拌,或放在 37℃ 水浴箱中消化,每隔 5 ~10min 摇动一次;若消化时间较长,可以每隔 20 ~30min 取出部分上清液移入另一离心管,然后在原三角烧瓶内补加新的胰蛋白酶或胶原酶继续消化。消化总时间依组织类别而定,短至 15 ~45min,长至 4 ~48h。

③ 消化结束后将分次收集的细胞悬液经 200 目孔径不锈钢筛网过滤一遍,800 ~1000r/min 离心 5min。

④ 用细胞培养液重悬细胞并计数,按 $(0.5 \sim 1) \times 10^7/mL$ 接种于细胞培养瓶内。

3. 体腔液、血液及骨髓分离培养

(1) 直接离心法:将抽取的体腔液等直接于 1200r/min 离心 5min,收集细胞重悬液培养。

(2) 细胞密度梯度离心法:骨髓间质干细胞可用此法分离培养。

① 在一无菌离心管内加入与取材骨髓等量的相应 Ficoll 分离液。

② 将取材的骨髓轻轻混匀后缓缓加至 Ficoll 分离液上,1000r/min 离心 5min,接着 2000r/min 离心 15min。

③ 取中间层细胞悬液于另一无菌离心管内,加入 PBS,2000r/min 离心 5min,洗两遍。

④ 用含 10% ~20%FBS 的细胞培养液重悬细胞并计数,按 $(0.5 \sim 1) \times 10^7/mL$ 接种于细胞培养瓶内。

⑤ 3 ~5 天后在倒置显微镜下观察有无骨髓间质干细胞生长并分析其生长状态,更换新的细胞培养液继续培养。

【注意事项】

1. 取材过程要严格遵循无菌操作原则,用无菌器皿取材。

2. 取材时要尽量避免紫外照射组织样本,以及接触消毒化学试剂,如碘伏、乙醇等;从消化道等污染区域取的组织要用含 500 ~1000U/mL 青霉素和链霉素的 PBS 漂洗或浸泡 5 ~10min。

3. 组织样本若带有血液、结缔组织、神经组织或坏死组织等,应仔细去除。

4. 取材的组织要尽快培养,以免组织细胞长时间离体死亡,因故不能及时培养,要将其切成 1cm³ 以下小块置于 4℃ 低温保存,但不得超过 24h。

5. 皮肤和黏膜取材的主要目的是获得上皮细胞,故取材不要太厚,要尽量去除所携带的皮肤或黏膜下组织。

6. 消化分离法分离组织细胞,要准确把握酶的浓度及消化时间,以免消化不足而使分离效率低,或是消化过度而使细胞死亡。

7. 原代培养细胞要保证营养充足,最好选用含 10% ~ 20% 胎牛血清的细胞培养液培养。

8. 机械分离组织对细胞损伤较大,仅适用于纤维成分较少的软组织。

9. 剪切分离组织后直接贴壁培养的组织块开始几天爬出细胞较少,组织块黏附不牢固,故移动观察或换液过程动作要轻柔。

【评价】

原代培养的细胞需要对其生长状态、细胞纯度及生物学特性等进行评价。纯度高且生长状态良好的细胞是进行后续细胞实验研究的重要前提。

原代培养早期细胞会从组织块周边爬出,要仔细观察细胞透明度、遮光性及细胞形态等以评价细胞生长状态及纯度,还可通过细胞计数、绘制细胞生长曲线、检测细胞周期等方法观察细胞生长状况。一般细胞透明度高、折光性强、轮廓不清及显微镜下观察时可见部分细微结构为生长状态良好,若细胞出现透明度降低、折光性减弱、轮廓清晰可见、胞质中出现脂滴及空泡等颗粒状物质或细胞形态不一时,说明细胞生长状态不佳,要及时处理;另外,若细胞培养液变黄且澄清度降低,要注意观察是否有微生物污染,若有污染要及时更换细胞培养液。

实验三　传代细胞培养

【原理】

原代培养的细胞随着细胞密度的增加,单层培养细胞会铺满整个瓶底,这时必须将细胞传代,以避免细胞因生存空间及营养不足等因素而逐渐死亡。将原培养瓶内细胞分散,以 1∶2 或 1∶3 甚至更高的比例传至新培养瓶内的过程称为传代。细胞一代是指从细胞接种到分散再培养的这段时期,要区别于细胞倍增。每代细胞的生长过程可分为三个阶段:滞留期、指数生长期及平台期。

【材料】

1. 试剂　胰蛋白酶或与 EDTA 混合液、细胞培养液、胎牛血清(FBS)、磷酸盐缓冲液(PBS)。

2. 器材　滴管、橡胶乳头、离心管、细胞培养瓶(皿)、细胞计数板、倒置显微镜、超净工作台、二氧化碳培养箱、温控高速离心机。

【操作步骤】

1. 贴壁细胞

(1) 当细胞铺满瓶底约 80% 时,吸出或倒掉培养瓶内旧的培养液。

(2) 加入适量 PBS 洗涤一遍。

(3) 向瓶内加入消化液(胰蛋白酶或与 EDTA 混合液),以铺满整个瓶底为宜,最好在室温 25℃ 以上或是 37℃ 进行消化。

（4）显微镜下观察，当细胞胞质回缩，细胞间隙增大，细胞变圆时，加入与消化液等量的含10%胎牛血清（FBS）的细胞培养液终止消化。

（5）用滴管吸取瓶内液体，从培养瓶底部一边开始到另一边结束，反复吹打瓶壁细胞，要保证所有细胞都被消化下来，吹打动作要轻柔以免出现泡沫，尽量避免对细胞造成损伤。

（6）吸出细胞悬液置于一新的10mL离心管中，800r/min离心5min。

（7）计数，接种于新的培养瓶内继续培养。

2. 部分贴壁细胞

（1）直接用滴管吹打瓶壁细胞，吹打方式同贴壁细胞消化过程，要保证所有细胞都被吹打下来形成细胞悬液。

（2）吸出细胞悬液置于一新的10mL离心管中，800r/min离心5min。

（3）计数，接种于新的培养瓶内继续培养。

3. 悬浮细胞

（1）直接传代法：即让细胞静置，缓慢沉淀在瓶底，吸掉上面1/2～2/3旧培养液，吸出沉淀的细胞悬液置于一新的10mL离心管中，800r/min离心5min，计数后接种于新的培养瓶内继续培养。

（2）离心法：即吸出所有培养液及细胞于一新的10mL离心管中，800r/min离心5min，计数后接种于新的培养瓶内继续培养。

【注意事项】

1. 要严格遵循无菌操作原则，避免造成细胞污染。

2. 细胞未生长到铺满瓶底80%以前，不可急于传代。

3. 对于原代培养的细胞，由于常存在多种细胞混杂生长，不同细胞消化时间可能不同，若有部分细胞已提前消化好，可先将这部分细胞吸出到一新的离心管中终止消化，同时向原培养瓶内补充消化液继续消化。

4. 注意原代培养细胞消化时间较已经建系的细胞消化时间长，吹打动作要轻柔、有秩序，既要保证吹下瓶壁上细胞，又要避免对细胞造成机械性损伤。

5. 首次传代细胞接种密度可大一些，使细胞尽快适应新的培养环境，以利于细胞生长及繁殖。

6. 消化时间不能过长，细胞出现回缩变圆时要立即终止消化，减少消化液对细胞的伤害。

【评价】

同原代培养的细胞一样，传代的细胞也要从细胞形态、细胞透明度、折光性、细胞轮廓及胞质成分等几个方面进行评价。细胞传代后，经悬浮、贴壁进入潜伏期后会较快进入对数生长期，当细胞铺满瓶底约80%时，细胞会缺乏营养或培养液中出现大量代谢物堆积，细胞可能会出现透明度降低、折光性减弱、轮廓清晰可见、胞质中出现脂滴及空泡等颗粒状物质等现象，此时要及时更换新的细胞培养液。

实验四　细胞冻存与复苏

【原理】

离体细胞在体外环境中培养,随着传代次数及体外环境等的变化,它们的生物学特性将发生改变,再加之细胞体外培养需消耗大量人力、物力及财力,故细胞冻存十分必要,在需要时可及时进行细胞复苏,为细胞长期研究提供基础。

细胞在不加保护剂的情况下直接冻存,细胞内外可很快形成冰晶,导致细胞结构被破坏而死亡。因此均匀地减少细胞内水分是减少细胞冻存损伤的关键,甘油及二甲亚砜在超低温状态下对细胞无明显毒性,但可以使冰点降低,提高细胞膜对水的通透性,再加上缓慢冻存的原则可使细胞内水分外渗至胞外,减少细胞内冰晶形成对细胞的损伤。

细胞复苏时则要快速融化细胞外冰晶,避免由于缓慢融化,细胞外水分渗至细胞内再度形成冰晶损伤细胞。

【材料】

1. 试剂　胰蛋白酶或与 EDTA 混合液、细胞培养液、胎牛血清(FBS)、磷酸盐缓冲液(PBS)、二甲亚砜(DMSO)、新生小牛血清(NBS)。

2. 器材　滴管、橡胶乳头、离心管、细胞培养瓶(皿)、冻存管、封口膜、细胞冻存盒、细胞计数板、倒置显微镜、超净工作台、二氧化碳培养箱、温控高速离心机、液氮罐、普通冰箱、−70℃冰箱。

【操作步骤】

1. 细胞冻存

(1)待细胞处于对数生长期,冻存前一天更换细胞培养液,以保证冻存前细胞生长状态良好。

(2)配制好细胞冻存液,DMSO∶NBS=1∶9,每支冻存管加液 1~1.5mL。

(3)将培养液弃掉,用 PBS 清洗一遍,加入 0.25% 胰蛋白酶(含 0.02% EDTA·Na_2)消化液约 1mL,边消化边在倒置显微镜下观察,当细胞胞质回缩且细胞间隙增大时,立即加入与消化液等量的含 10% FBS 的培养液终止消化。

(4)用滴管吸取瓶内液体吹打瓶底,以保证所有细胞均被消化下来。吹打动作要轻柔,避免形成泡沫,吹打过程要按顺序进行,从一边开始依次到另一边结束,将形成的细胞悬液移至 10mL 无菌离心管内。

(5)计数,800r/min 离心 5min。

(6)去除离心后上清液,加入配置好的冻存液,轻轻吹打使细胞分散均匀,按细胞最终密度 $(0.5~1)×10^7$ 分装入无菌冻存管中。

(7)标记细胞名称及冻存时间等信息,用封口膜封紧管口。

(8)标准细胞冻存降温速率开始为 −1~2℃/min,当降至 −25℃以下时可增加至 −5~10℃/min,至 −100℃时可直接移至液氮罐中。常用的方法有以下两种:

① 先在4℃放置30min，-20℃放置2h，再移入-70℃冰箱过夜，最后移至液氮罐中，注意要固定好以免倾倒。

② 使用细胞冻存盒，直接将细胞放入其中，移至-70℃冰箱，4~6h后移至液氮罐中。

2. 细胞复苏

（1）在超净工作台上取5mL左右PBS至10mL离心管中，准备盛有37℃温水的烧杯。

（2）从-70℃冰箱或液氮罐中取出装有细胞的冻存管，直接放入37℃温水中，轻轻摇动使其内冻存液迅速融化。

（3）取出冻存管，用75%乙醇消毒管口后打开，用滴管吸出细胞悬液注入上述装有PBS的离心管中，800r/min离心5min。

（4）去除上清液，用适量培养液稀释后，接种至细胞培养瓶中（注意接种密度以5×10^5为宜），于37℃、饱和湿度5%的CO_2培养箱中静置培养。

（5）次日更换一次培养液，继续于同样环境中培养。

【注意事项】

1. 细胞冻存与复苏整个过程要严格遵循无菌操作，否则易造成污染影响细胞质量。

2. 要取处于对数生长期且生长状态良好的细胞进行冻存，冻存前一天要更换培养液。

3. 要提前配制细胞冻存液，以免DMSO与NBS混合后大量放热而损伤细胞。

4. 冻存时要注意标记细胞名称及冻存时间等信息，复苏后在细胞培养瓶上正确标记细胞名称及复苏时间。

5. 细胞冻存要严格遵循标准程序逐步降温，使细胞内水分充分外渗以减少细胞内冰晶形成而损伤细胞。

6. 细胞复苏要使冻存管内冻存液迅速融化，以免细胞外水分渗至细胞内再度形成冰晶损伤细胞。融化后用PBS洗涤过程要短，以减少其内DMSO对细胞的损伤。

7. 复苏后次日更换一次培养液，以减少死细胞及残留DMSO对细胞的损伤。

（赵媛媛　朱伟）

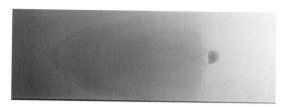

彩图 1 一张质量较好的血涂片

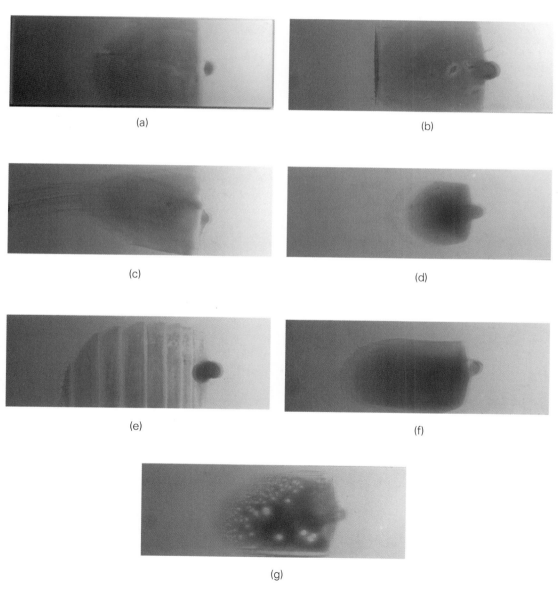

(a)

(b)

(c)

(d)

(e)

(f)

(g)

彩图 2 常见的几种不合格的血涂片

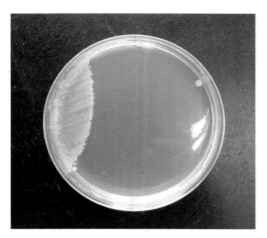

彩图 3 紫外线灭菌实验结果

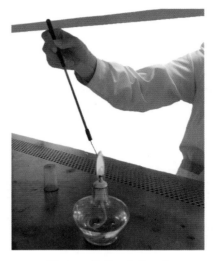

彩图 5 接种环烧灼灭菌

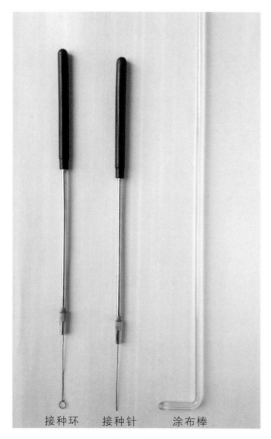

接种环　　接种针　　涂布棒

彩图 4 常用细菌接种工具

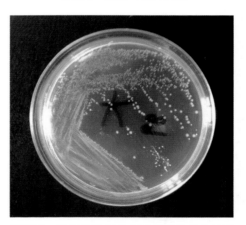

彩图 6 平板分区划线分离接种法培养结果

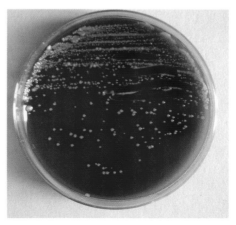

彩图 7 平板连续划线分离接种法培养结果

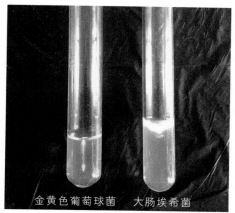

金黄色葡萄球菌　大肠埃希菌

彩图 8　半固体接种法培养结果

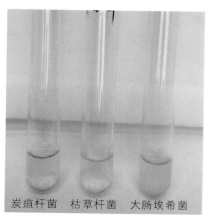

炭疽杆菌　枯草杆菌　大肠埃希菌

彩图9　液体接种法培养结果

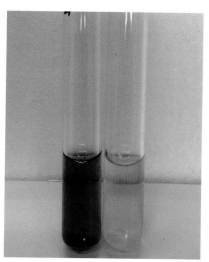

彩图 10　甘露醇发酵试验结果

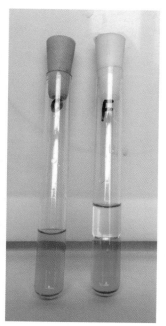

彩图 11　大肠埃希菌 O-F 试验结果

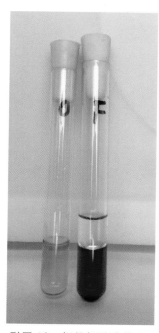

彩图 12　铜绿假单胞菌 O-F 试验结果

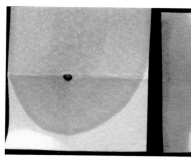

铜绿假单胞菌

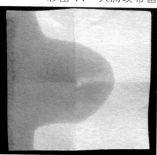

大肠埃希菌

彩图 13　氧化酶试验结果

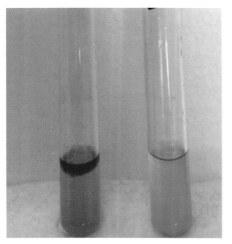

彩图 14　吲哚试验结果

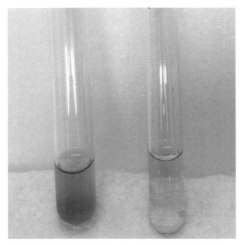

彩图 15　甲基红试验结果

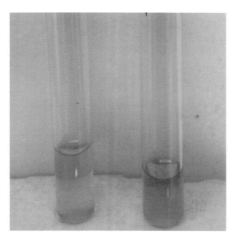

彩图 16　V–P 试验结果

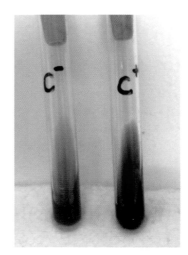

彩图 17　枸橼酸盐利用试验结果

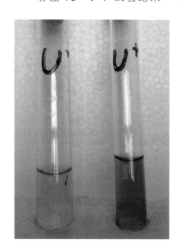

彩图 18　尿酶试验结果

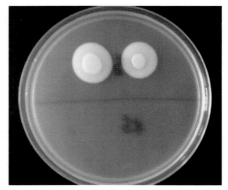

上部 2 处接种蜡样芽孢杆菌，
下部接种枯草山杆菌

彩图 19　卵磷脂酶试验结果